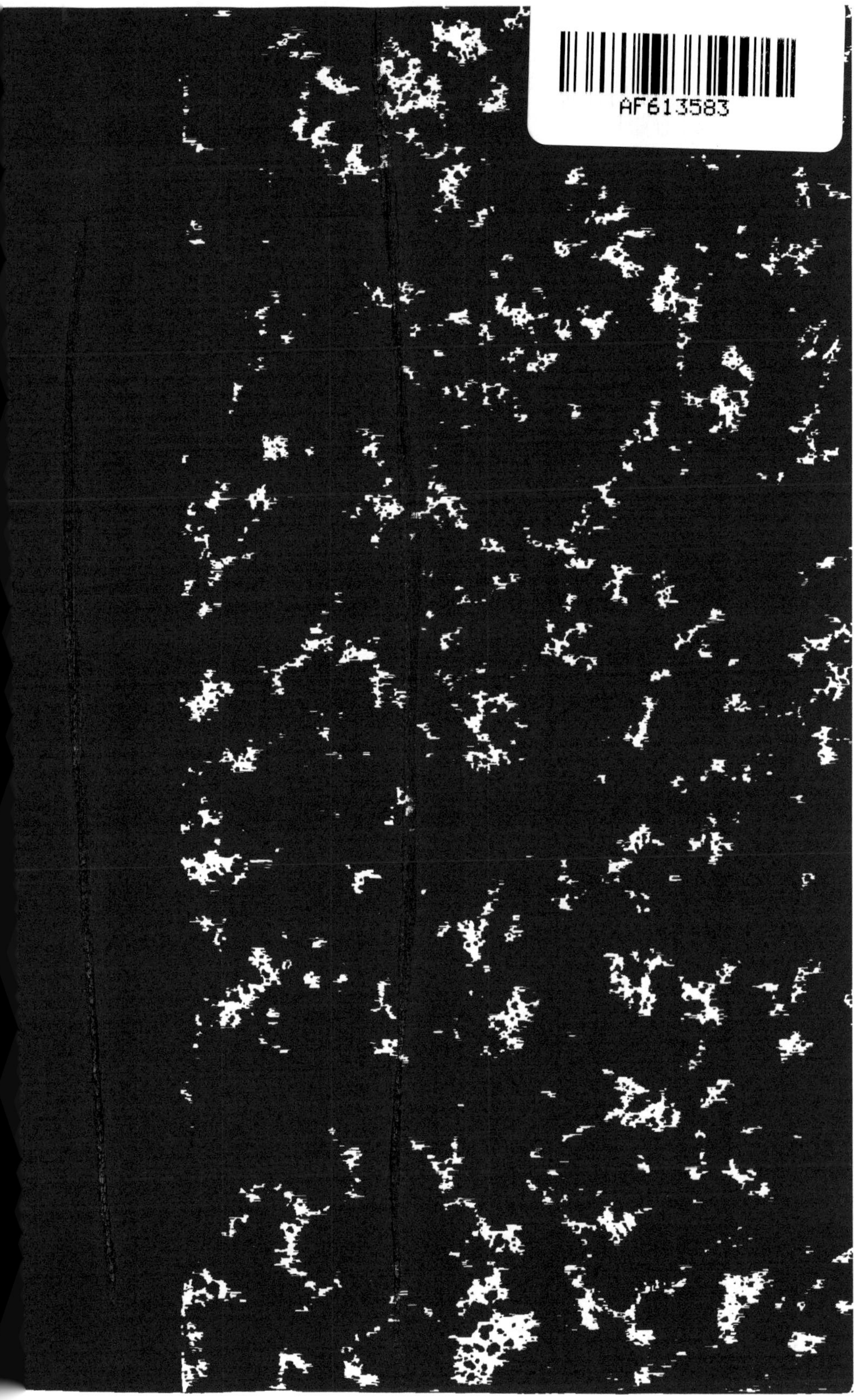

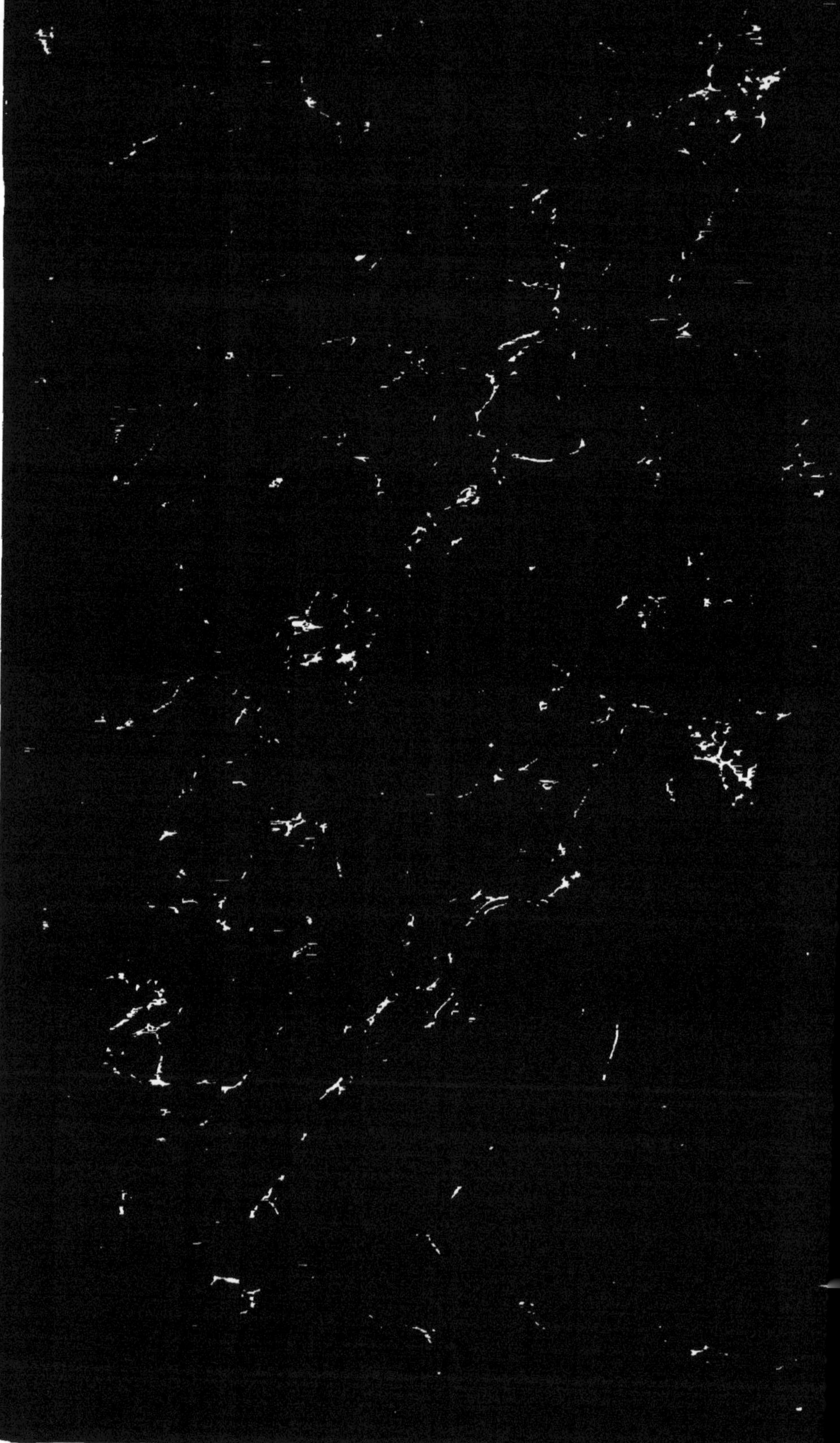

APERÇU

DU

SYSTÈME SPINAL.

Paris. — Imprimerie de L. Martinet, rue Mignon, 2.

APERÇU

DU

SYSTÈME SPINAL

OU DE LA

SÉRIE DES ACTIONS RÉFLEXES

DANS

LEURS APPLICATIONS A LA PHYSIOLOGIE, A LA PATHOLOGIE

ET SPÉCIALEMENT

A L'ÉPILEPSIE

Par **MARSHALL HALL**

Membre des Sociétés royales de Londres et d'Edimbourg; associé étranger de l'Académie impériale de médecine de Paris: etc., etc.

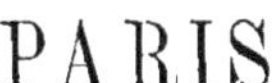

PARIS

LIBRAIRIE DE VICTOR MASSON

PLACE DE L'ÉCOLE-DE-MÉDECINE

1855

A

M. FLOURENS

MEMBRE DE L'ACADÉMIE FRANÇAISE
SECRÉTAIRE PERPÉTUEL DE L'ACADÉMIE DES SCIENCES (INSTITUT DE FRANCE)
PROFESSEUR AU MUSÉUM D'HISTOIRE NATURELLE
ET AU COLLÉGE IMPÉRIAL DE FRANCE,
ETC., ETC., ETC.

A l'Auteur de la vraie Méthode de recherches
sur le système nerveux,

Témoignage d'estime et d'admiration.

MARSHALL HALL.

Paris, août 1855.

AVANT-PROPOS.

L'auteur n'a pas eu l'intention, en écrivant cet *Aperçu du système spinal*, de produire un ouvrage systématique ; il a désiré plutôt faire ressortir de la manière la plus simple les résultats de ses propres investigations.

Il a même cru devoir conserver la forme de plusieurs communications à l'Académie des sciences de Paris, qui ont été publiées dans les *Comptes rendus* de cette savante Société.

Persuadé qu'il laisse bien des choses à faire à ceux qui le suivront dans la carrière de la physiologie et surtout de la pathologie du sous-système spinal, le plus souvent il s'est borné à émettre des propositions.

Frappé de la fréquence des applications de cette pathologie au *cou* et au *larynx ;* de la part qu'y prend le laryngisme, et du secours qu peut apporter la trachéotomie dans ce laryn gisme et ses effets si pleins de périls, il s'es exprimé, à ce sujet, sans réserve, dans l conviction que ses idées seraient accueillie avec bienveillance. *Il n'a rien à y changer.*

Il lui reste à se faire pardonner quelque incorrections de style, espérant que ses lec teurs en seront dédommagés par des connais sances à la fois neuves et utiles.

INTRODUCTION.

Il y a près de vingt-cinq ans que j'observai un premier fait d'*action réflexe*. Occupé de recherches sur la circulation du sang dans les batraciens, je venais de terminer une expérience dans laquelle j'avais contemplé, avec admiration, le beau spectacle de la circulation pulmonaire dans la salamandre. Je coupai la tête à ce petit animal pour anéantir toute la sensibilité; puis j'en séparai la queue. Ayant alors touché, par hasard, l'extrémité de cette partie avec la pointe d'un stylet, je la vis aussitôt se mouvoir et s'agiter en se recourbant.

Mon attention s'arrêta sur ce phénomène. Je ne pouvais cesser d'y réfléchir. Quelle était, en effet, la nature de ce mouvement? Je n'avais pas atteint un nerf; je n'avais pas touché un muscle. Ce n'était donc ni le *vis nervosa* ou la propriété excitatrice d'un nerf musculaire, ni le *vis muscularis* ou l'irritabilité de la fibre musculaire, que j'avais mises en action.

Depuis lors, je n'ai pas cessé de méditer et d'expérimenter sur ce fait nouveau pour moi. J'ai continuellement cherché à découvrir par quel principe moteur, par quelle voie anatomique, cette action s'effectue. J'ai cherché ensuite quelles applications je pouvais en faire à la physiologie, à la pathologie et à la thérapeutique.

J'ai bientôt trouvé dans les auteurs de physiologie, et je me suis rappelé avoir vu dans les événements journaliers, des faits semblables à celui du mouvement de la queue isolée de la salamandre.

Chacun sait, en effet, combien la poule, le canard, le pigeon, s'agitent après qu'on leur a coupé la tête; chacun a pu voir les parties séparées du serpent ou de l'anguille se mouvoir lorsqu'elles sont excitées par quelque cause extérieure. On dit que l'empereur Commode s'amusait à couper la tête aux autruches pendant la course, au moyen de flèches, et que ces oiseaux n'en continuaient pas moins à courir.

Plusieurs auteurs ont signalé les actions qui s'observent dans les animaux privés de l'encéphale lorsqu'ils sont excités, et qu'on nomme aujourd'hui *actions réflexes*. On peut citer spécialement Redi, Whytt, Unzer et Prochaska, Legallois, Blane et Herbert Mayo. Plusieurs de ces auteurs, spécialement Blane, ont distingué ces actions excitées et réflexes, des sensations et des actes volontaires ; d'autres ont fait de la moelle épinière la source des sentiments et de tous les mouvements volontaires, comme Legallois. Aucun n'a vu, avant nous, que le vrai principe moteur ou excito-moteur, qui agit dans ces circonstances, est identique avec un principe déjà connu depuis longtemps des physiologistes sous d'autres formes, qu'on pourrait nommer *directes*, principe que Haller a nommé, je crois, le *vis nervosa*.

Chose digne de remarque, ces deux ordres de faits existaient déjà dans la science, mais ils étaient restés stériles et sans application à la physiologie. Or, il est absolument impossible que des phénomènes ou des principes se trouvent dans l'économie animale sans avoir leur utilité par rapport aux fonctions de la vie. Aussi ai-je démontré que ces phénomènes et ce principe moteur se rencontrent ensemble, qu'ils sont, comme je viens de le dire, identiques, et qu'ils jouent, dans l'économie, un rôle de la plus haute importance et de la plus grande étendue.

Ce n'est pas non plus à la physiologie que ce principe moteur se limite, et, avant de revenir aux auteurs précédemment nommés, je dirai simplement quels sont les sujets sur lesquels je désire attirer l'attention. Ce sont :

1° Le *principe excito-moteur* lui-même, ses lois d'action, ses conditions ;

2° L'anatomie générale relative à ses actions ;

3° L'anatomie spéciale en rapport avec ses fonctions ;

4° Sa physiologie, qui comprend toute la classe des fonctions d'ingestion et d'égestion, d'exclusion et de rétention ;

5° Sa pathologie, qui comprend toute la classe des maladies convulsives, et spécialement l'épilepsie ;

6° Sa thérapeutique, qui fait connaître les agents influençant le principe et les phénomènes des actions réflexes.

A ces points, déjà assez nombreux et assez importants, je dois ajouter que ce même principe régit toute l'obstétrique, et qu'il aide dans le diagnostic des maladies du système nerveux.

Mille faits démontrent que les actions réflexes

sont sous la dépendance de la moelle épinière, comme l'avaient reconnu Prochaska, Legallois, Blanc, etc. Ici se sont arrêtés ces auteurs ; là est mon point de départ.

D'autres faits prouvent qu'il y a un système de nerfs qui arrivent à cette même moelle et d'autres qui en sortent, pour former avec elle des *arcs nerveux réflexes* dont l'ensemble constitue le *système spinal*. Et puisque ces nerfs, pour accomplir leur fonction de faire contracter les muscles, s'unissent *à travers* la moelle épinière, j'ai nommé ce système d'arcs et d'actions, système spinal *diastaltique*.

Pour les nerfs qui se rendent à la moelle épinière et qui en sortent, pour porter les ordres du principe excito-moteur, il faudrait des noms non équivoques. La plupart des auteurs parlent encore de nerfs *sensitifs* pour les premiers. Or, il n'est pas du tout essentiel que ces nerfs soient sensitifs. Ils peuvent être simplement excito-moteurs ; ils le sont même dans l'œsophage et dans les bronches à l'état de santé. Je les ai appelés autrefois *incidents* et *réflexes*. On pourrait aussi les nommer *eisodiques* et *exodiques*, mots qui n'expriment que les idées d'entrée et de sortie.

Rien au moins de plus important que d'éloi gner les expressions qui conduisent à des er reurs. Ainsi Prochaska dit : « Impressionun » *sensoriarum* in motorias reflexio. » Le pro fesseur J. Müller : « Der Reflexion in den Bewe » gungen nach *Empfindungen.* » Et J. Reid « A reflex action in which the superior larynge » acts as the *sensitive* nerve and the inferior a » the motor. » Ces expressions sont erronées.

Une action réflexe ou diastaltique physiolo gique est généralement, mais pas nécessaire ment accompagnée de sensation. L'action réflex est *suî generis*, elle est excitée par ses propre nerfs, non sensitifs, mais excitateurs, agissan par un *principe excito-moteur* tout différent d celui du sentiment ou du mouvement volontair et selon des lois et par des routes que j'ai d couvertes dans mes propres expériences.

Quelques auteurs ont dit que le princip des actions réflexes était déjà bien conn avant mes investigations. Parmi ceux qui o dû bien connaître tout ce qui a du rapport ave le système nerveux, on peut citer le physiolo giste français, M. Magendie. Or, voici un para graphe de cet auteur :

« Le mouvement nommé clignement dépen

en partie du nerf facial, et en partie du nerf de la cinquième paire. Il cesse quand le nerf facial est coupé; il cesse ou ne se montre que très rarement, et seulement par l'effet d'un rayon direct de lumière solaire, quand le nerf de la cinquième paire est divisé. La perte du mouvement des paupières par la section ou la paralysie du nerf facial s'entend facilement, puisque ce nerf envoie des filets au muscle orbiculaire. Il est beaucoup plus difficile de comprendre comment la section de la cinquième paire arrête le clignement, car ce nerf, presque entièrement destiné à la sensibilité, n'envoie aucune branche aux muscles qui font mouvoir les paupières (1). »

Cette observation est de 1833. Un peu plus tard, la difficulté d'expliquer une action réflexe quelconque, et celle-ci en particulier, avait cessé pour les physiologistes.

A peu près à la même époque, Herbert Mayo a éprouvé aussi la difficulté d'expliquer le même fait physiologique. Il signale la proximité d'origine pour rendre compte du consensus d'action des deux ordres de nerfs.

(1) *Précis de physiologie*, t. I, p. 51.

Et cet exemple, rapporté plus haut, est pourtant le plus simple exemple d'un acte réflexe. Il y a bien loin de là aux actions réflexes compliquées qui se rencontrent dans quelques maladies, et spécialement dans l'épilepsie.

Or, Esquirol dit : « Les symptômes de l'épilepsie sont tellement *extraordinaires*, tellement *au-dessus de toute explication physiologique*, les causes de cette maladie sont tellement *inconnues*, que les anciens ont cru qu'elle dépendait du courroux des dieux (1). »

Je crois, au contraire, qu'il n'y a pas de maladie aussi parfaitement intelligible que l'épilepsie, aujourd'hui que la série des actions réflexes est connue. En effet, elle peut se définir ainsi : L'épilepsie est constituée par des actions directes ou réflexes du système musculaire surtout du *cou* et du *larynx*, et par les effets de la contraction de ce système sur les veines de l'encéphale, etc. ; enchaînement de causes et d'effets que j'ai essayé de tracer dans un tableau que le lecteur trouvera plus loin.

(1) *Maladies mentales*, t. I, p. 274.

APERÇU

DU

SYSTÈME SPINAL.

CHAPITRE PREMIER.

DIVISION DU SYSTÈME NERVEUX.

On a, jusqu'à présent, divisé le système nerveux en cérébro-spinal et en ganglionnaire. Je crois devoir subdiviser le premier en sous-système *cérébral* et sous-système *spinal;* car l'un et l'autre ont des propriétés et des fonctions parfaitement distinctes.

La substance des centres du sous-système cérébral, le cerveau et le cervelet, est *in*-excito-motrice; c'est-à-dire que, si on la pique ou si on la déchire de quelque façon que ce soit, il n'y a pas de mouvement excité dans le système musculaire.

La substance du centre du sous-système sp nal, la vraie moelle épinière, est excito-motri au plus haut degré. La moindre blessure fa à cette moelle produit des contractions du sy tème musculaire très énergiques.

Le centre du sous-système cérébral est excitateur ; le centre du sous-système spi est très excitateur. Nous devons cette distin tion, bien absolument démontrée, aux bea travaux de M. Flourens. C'est une distincti dont l'importance se fait sentir à chaque p qu'on fait dans les recherches sur la phys logie, et surtout sur la pathologie du systè nerveux.

Cette distinction existe non-seulement p les *centres* des sous-systèmes cérébral et spin mais encore pour les nerfs qui s'y rendent qui en sortent. Sir Ch. Bell et M. Magendie démontré que les nerfs des sens spéciau l'olfactif, l'optique, l'acoustique, sont in-exci moteurs, dans l'acception que je donne à mot (1). Mais les nerfs qui se rendent au cen du sous-système spinal sont expressément ex tateurs. C'est le phénomène le plus import

(1) Excepté le nerf optique par rapport à l'iris.

qui ressorte de mes expériences et sur lequel je reviendrai spécialement.

Le sous-système ganglionnaire est, pour ainsi dire, sous-excitateur. Les stimulants y produisent des phénomènes d'excitation tardifs et obscurs.

Les phénomènes de mouvement du sous-système cérébral ou *in*-excitateur sont seuls, par conséquent, *spontanés;* tandis que les phénomènes de mouvement du sous-système spinal sont tous *excités* Quant aux phénomènes de mouvement du sous-système ganglionnaire, ils sont *excités*, mais plus lentement et plus obscurément.

A cette occasion, je crois devoir reproduire une partie des communications que j'ai faites à l'Académie des sciences de Paris.

C'est relativement au phénomène du mouvement dans la queue séparée et excitée de la salamandre (voy. page 9), que je me demandais, en 1847 (1) :

« Quel est le principe moteur dans ce phénomène? Est-il de nature psychique ou physique?

(1) *Comptes rendus des séances de l'Académie des sciences*, t. XXIV, p. 240.

Dépend-il de la sensation, de la volition, ou bien est-ce un principe moteur qui a son siége dans la moelle épinière et les nerfs musculaires? »

Et j'ajoutai : « Mais le principe moteur des nerfs n'agit, dit-on, que dans le sens direct ou vers les muscles ; et voici un fait qui démontre qu'une impression faite à la peau traverse les tissus avant d'aboutir aux muscles. Il a bientôt paru que, dans ce trajet, un filament nerveux conduit à la moelle épinière ; que cette moelle est essentielle, et que d'elle un autre filament nerveux doit conduire jusqu'au muscle. Cet *arc anatomique* fournit la condition essentielle de ce phénomène physiologique.

» De tout cela surgissent mille questions de la plus haute importance ; entre autres :

» 1° Le principe moteur nerveux n'agit-il réellement que dans le sens direct des centres nerveux aux muscles?

» 2° Quelle application à la physiologie animale ce principe moteur, dont nous avons signalé un des phénomènes, peut-il avoir?

» Or j'ai prouvé, par des expériences bien multipliées, que ce principe moteur nerveux agit dans un double sens : en dedans, jusqu'à la moelle épinière, et en dehors, à partir de cette moelle, parcourant une route incidente et réfléchie, relativement à la moelle épinière. J'ai prouvé, jusqu'à l'évidence, que le principe moteur du phénomène du mouvement de la queue du triton piquée, et le *vis nervosa* de Haller, sont un et identiques.

» Aussi ai-je poursuivi ce phénomène de mouvement réfléchi, et démontré qu'il se reproduit dans tous les actes d'ingestion et d'égestion, d'exclusion et de rétention dans l'économie animale, généralisation d'une étendue bien grande.

» De tout cela dérive un système nerveux spinal, comprenant un centre nerveux (vraie moelle épinière) lié essentiellement à des nerfs incidents et réfléchis, et intermédiaire entre le système cérébral et le système ganglionnaire.

» Tandis que le système cérébral a ses rapports avec les objets extérieurs et le système ganglionnaire avec les fonctions intérieures, le système spinal est le système nerveux moteur de ce *tourbillon* dont parle si éloquemment Cuvier. C'est ce système, en un mot, qui attire et qui repousse des matières, relativement à l'économie animale, et qui ainsi accomplit tout mouvement qui a rapport avec la conservation de l'individu et avec la perpétuité des espèces.

» Tout cela est déduit des expériences de la manière la plus rigoureuse. Chaque pas a conduit à un autre d'une manière nécessaire; et ainsi le système spinal surgit d'un simple fait de mouvement, observé, pour ainsi dire, par hasard.

» Plus de système cérébro-spinal. C'est parler avec inexactitude; c'est mêler les phénomènes psychiques et physiques; c'est confondre le système nerveux perceptif en rapport avec le monde extérieur, avec le système nerveux moteur du dehors en dedans et du dedans en dehors.

» Plus de fonctions mixtes. C'est aussi un mot qui exprime une erreur. Les fonctions dites mixtes sont des fonctions du système spinal, dont nous avons la conscience, et que nous pouvons modifier par un effort de notre volonté.

» Pour le système cérébral, le cerveau et le cervelet en sont le centre; les nerfs des sens et les nerfs conducteurs des effets de la volonté, y compris le cordon des nerfs cérébraux intra-spinaux (s'il existe), sont les conduits qui arrivent à ce centre et qui en partent.

» Le système ganglionnaire a aussi des connexions avec la moelle épinière.

» Cette moelle consiste donc en un élément cérébral, un élément spinal et un élément ganglionnaire. Mais elle est, de la manière la plus spéciale, le centre même : 1° du système de nerfs spinaux incidents et réfléchis; 2° du principe moteur nerveux, *vis nervosa* de Haller; 3° de la classe des fonctions d'ingestion et d'expulsion de l'économie animale, d'où dépendent la conservation de l'individu et la perpétuité des races; 4° de la classe entière des maladies dites spasmodiques; 5° de l'action de certains agents physiques et chimiques.

» Dire système cérébro-spinal, c'est confondre et mêler deux systèmes aussi différents que les principes psychiques ou métaphysiques et physiques.

» Ce centre spinal, ces nerfs incidents et réfléchis en liaison essentielle avec lui, ce *système* nerveux spinal, la *loi* réfléchie de son principe moteur, la *classe* des fonctions spéciales, la *classe* des maladies spéciales, la *classe* des agents physiques et chimiques, qui y appartiennent *comme tels*, voilà ce que j'ai établi.

» Voici les trois sous-systèmes nerveux : le

premier est le sous-système cérébral; le troisième est le système ganglionnaire; le second est intermédiaire entre ces deux systèmes. Le premier est pour les objets de dehors; le troisième est pour les objets de dedans; le second est excito-moteur de dehors en dedans, de dedans en dehors, de la déglutition, par conséquent, de la respiration, des excrétions, de l reproduction.

» Encore un fait : la physiologie spinale es toute de *réflexion;* la pathologie est tantôt ré flexe, tantôt centrique et directe.

» Pour les maladies, tout était à démêler : l tétanos, l'hydrophobie, etc., étaient groupés en semble, comme étant de même nature, généralement parlant. Or le tétanos traumatique est un maladie excitée dans les nerfs incidents et porté sur le centre spinal nerveux, tandis que l'hydro phobie est excitée par le sang et portée par lui su ce même centre : le premier est une maladie ner veuse, excentrique ou de réflexion; la second est une maladie nerveuse centrique. On n'ava pu voir, avant moi, cette distinction impor tante dans la pathologie de cette classe d maladies.

» Ainsi le système nerveux, autrefois divis

en cérébro-spinal et ganglionnaire, doit maintenant être considéré comme divisé en sous-systèmes cérébral, spinal et ganglionnaire.

» I. Le premier, ou le sous-système cérébral, comprend : 1° le cerveau et le cervelet, 2° les nerfs des sens spéciaux, 3° les nerfs de mouvements volontaires.

» II. Le troisième, ou le sous-système ganglionnaire, comprend : 1° la partie ganglionnaire des nerfs spinaux, ou des membres ou parties extérieures ; 2° la partie ganglionnaire des parties intérieures, ou : *a*. des mouvements des organes intérieurs musculaires, *b*. des sécrétions, de la nutrition, etc.

» III. Le second, ou le sous-système spinal, comprend : 1° le centre spinal ou la vraie moelle épinière, considérée comme distincte du cordon des nerfs cérébraux intra-spinaux et des connexions intra-spinales ganglionnaires ; 2° les nerfs incidents excitateurs ; 3° les nerfs réfléchis moteurs, en liaison spéciale et essentielle avec eux et avec le centre spinal.

» C'est le système de *tous* les actes : 1° de l'ingestion, 2° de l'égestion, 3° de l'exclusion, 4° de la rétention, dans l'économie animale, et, par conséquent, je le répète, de la conservation de l'individu et de la conservation de l'espèce. »

J'ajoutai à tout cela : « Sir Charles Bell a analysé les nerfs cérébraux intra-spinaux ; ma tâch a été d'analyser la moelle épinière elle-même de ses trois éléments, j'en ai découvert un jusqu'ici inconnu, et qui n'était pas mêm soupçonné. »

C'est *la vraie* moelle épinière.

En 1851, quatre ans plus tard, j'ajoutai (1) « Toujours occupé du système nerveux, j'a cherché dernièrement s'il est possible d'en isole complétement les trois sous-systèmes, cérébral spinal et ganglionnaire.

» Or cela n'est pas possible pour le premier ou le système cérébral ; car quand même la parti de la moelle épinière placée dans les vertèbre cervicales serait divisée ou détruite, dans le expériences ou par une maladie, la sensibilit et les autres fonctions du cerveau seraient com pliquées des fonctions diastaltiques de la moell allongée, et des fonctions ganglioniques d sous-système ganglionnaire de la tête.

» Mais rien de plus facile que l'isolement de sous-système spinal et ganglionnaire.

(1) *Comptes rendus*, t. XXXII, p. 633.

» Pour l'isolement du premier, on n'a qu'à enlever, chez la grenouille ou chez un très jeune chat, d'abord le cerveau, ensuite les autres viscères ; il reste le sous-système spinal : les mouvements respiratoires continuent, la déglutition peut s'effectuer, tous les membres se meuvent dès qu'ils sont irrités ; mais plus de sous-système cérébral ou ganglionnaire.

» Pour l'isolement du sous-système ganglionnaire, voici les mesures à prendre. Ayant enlevé le cerveau, il faut détruire la moelle épinière, en évitant absolument l'effusion de sang dans le canal vertébral. Voici comment j'ai réussi dans cette expérience : Je me suis servi d'une aiguille de la grandeur convenable ; j'y ai enfilé du coton en assez grande quantité pour *remplir* le canal vertébral ; j'enfonce alors, en la tournant, cette aiguille avec ce coton dans le canal vertébral ; j'y détruis la moelle épinière sans permettre l'effusion d'une seule goutte de sang. La circulation, les mouvements péristaltiques des intestins restent, mais plus de mouvements diastaltiques ou volontaires.

» Voilà donc le sous-système spinal et le sous-système ganglionnaire ou péristaltique isolés.

» En procédant ainsi, on peut expérimente même sur un de ces sous-systèmes isolément.

» Dans le cas où le sous-système spinal es conservé, la respiration et la déglutition peuvent s'effectuer, comme je l'ai déjà dit, et l saut et les autres mouvements *excités* peuven se manifester.

» Dans le cas du sous-système ganglionnair isolé, si l'on essaie de faire impression sur l circulation capillaire des pattes ou des poumon de la grenouille, par exemple, en écrasant le autres parties ou viscères, on reconnaît qu'il n se produit aucune impression sensible.

» Je ne sais si les agents qui paraissent fair impression sur le cœur ou le canal intestina peuvent produire leurs effets sur ces organe ainsi isolés de la moelle épinière. L'expérienc est à faire.

» Mais voici des conclusions, à ce qu'il m semble, qu'on peut déduire des faits que j'a présentés :

» La moelle épinière est le centre essentie des mouvements diastaltiques. Elle ne l'est pa des mouvements péristaltiques.

» Maintenant, quels objets pleins d'intérê qu'un animal tout jeune ou de sang froid, dé pourvu, l'un de tout système nerveux, excepté le sous-système spinal; l'autre de tout système nerveux, excepté le sous-système ganglionnaire! »

Enfin il y a des sources de mouvements et d'actions qui semblent appartenir à *tous* ces sous-systèmes de l'appareil nerveux. Ce sont les émotions et les passions, ou les causes morales.

Dans quelques parties aussi les trois sous-systèmes cérébral, spinal, ganglionnaire, semblent s'être réunis dans le même névrilème. Le nerf trijumeau, par exemple, réunit : 1° le nerf tactile de la face; 2° le nerf excito-moteur de la face; 3° le nerf nutritif ou sécréteur de la face et de ses organes. Si ce nerf est divisé expérimentalement ou comprimé par une tumeur dans l'homme, il y a : 1° perte du tact; 2° perte de l'excitabilité de la conjonctive et de la membrane pituitaire; 3° atrophie du globe oculaire. Le nerf pneumogastrique est à la fois nerf spinal et nerf ganglionnaire.

Maintenant je laisse de côté les sous-systèmes cérébral et ganglionnaire pour m'occuper spécialement et presque exclusivement de ce sous-système spinal que j'en ai détaché.

CHAPITRE II.

DU SOUS-SYSTÈME SPINAL DIASTALTIQUE.

§ 1. — Premiers faits.

J'ai déjà dit, dans mon introduction, da quelles circonstances j'avais fait ma premi observation d'action réflexe ou diastaltique. vais donner cette observation avec plus de d tails.

Première expérience. — J'ai coupé la tête une salamandre, j'ai séparé la queue et div le tronc en deux parties.

J'ai touché les bords des paupières, et les ye se sont fermés; j'ai touché les narines, et au sitôt est survenu le bâillement, phénomène q s'est répété en excitant le bout coupé de moelle allongée.

J'ai excité la peau de la queue, et cette par s'est agitée en se recourbant. J'ai irrité ensui le bout de la moelle épinière caudale, et des mouvements semblables se sont produits.

J'ai excité les doigts des pieds de devant, puis les deux bouts de la moelle : mêmes effets.

Enfin j'ai excité les doigts des membres inférieurs et les bouts de la moelle : il s'en est toujours suivi des mouvements semblables.

Puis j'ai détruit la moelle à chacune de ces parties : tout mouvement a cessé sur-le-champ. La tête, la queue, le train antérieur et le train postérieur de l'animal sont morts pour toute action réflexe ou diastaltique d'excitation.

Les actions diastaltiques constituent donc une fonction de la moelle épinière. Cette moelle en est le centre nerveux essentiel. Whytt, Prochaska et Legallois ont été jusque-là, je l'ai déjà dit, et s'y sont arrêtés.

§ 2. — Expériences ultérieures d'actions diastaltiques.

Deuxième expérience. — Ayant coupé la tête et la queue à la salamandre, comme je l'ai déjà expliqué, j'ai divisé le petit animal près des membres supérieurs. Il y avait alors *quatre* centres de mouvements diastaltiques, quatre portions d'un être organisé, dont chacune a manifesté des mouvements lorsque je lui appliquai une excitation quelconque.

Troisième expérience. — Ayant ensuite fait choix de la grenouille, j'ai coupé la tête et puis j'ai divisé le tronc de l'animal au-dessous, mais près des membres supérieurs, et tout de suite il y a eu *trois* centres de mouvements diastaltiques par des excitations extérieures.

Quatrième expérience. — Cette expérience a été répétée et variée de diverses manières : J'ai coupé la tête à une grenouille ; il y eut d'abord *choc*, c'est-à-dire qu'il n'y eut pas de mouvement d'aucun genre, soit spontané, soit d'excitation, état sur lequel j'aurai occasion de revenir ; mais, aussitôt que ce *choc* était passé, il se produisait des mouvements diastaltiques lors de l'application d'un excitant quelconque, tout mouvement spontané restant anéanti.

Cinquième expérience. — J'ai divisé le corps d'une grenouille entre les membres supérieurs et les inférieurs, près des premiers : des mouvements diastaltiques d'excitation s'observèrent dans chacune des parties; l'œil se fermait en excitant le bord des paupières ou la conjonctive; les bras se retiraient par l'excitation d'un des doigts; les membres inférieurs se mouvaient lors de l'excitation des téguments.

Le sous-système spinal diastaltique restait dans toute son intégrité, quoique divisé.

J'ai détruit les deux portions des centres nerveux : toute action d'excitation diastaltique a cessé à l'instant.

Sixième expérience. — J'ai divisé la colonne vertébrale, entre la seconde et la troisième vertèbre, à une couleuvre ordinaire (*Coluber natrix*). Il y avait quelques mouvements de la tête et des bâillements, mais la partie inférieure de l'animal restait immobile.

C'est alors que j'ai commencé à exciter la queue et les téguments du corps : aussitôt survenaient des mouvements qui continuaient aussi longtemps que ces parties touchaient, en se recourbant, la table sur laquelle elles reposaient.

Mais, une fois tranquille, et non excité extérieurement, ce corps de serpent restait immobile.

Il ne fallait qu'un excitant pour causer des mouvements diastaltiques énergiques; il ne fallait que l'éloignement de toute cause d'excitation pour assurer l'immobilité absolue.

Lorsque le repos a été assuré définitivement, j'ai fait dessiner la forme de l'animal, je l'a mis à l'abri de toute excitation, et je l'ai laissé Je l'ai retrouvé dans la même forme absolumen roide et mort.

Septième expérience. — J'ai fait la même expérience sur un autre serpent ; en se remuant, cet animal s'est placé de manière à être suspendu en partie sur le bord tranchant de la table. Je l'ai retrouvé dans cette position, roide mort.

Huitième expérience. — Les cuisiniers, en Angleterre, en préparant la tortue de mer pour la table, commencent par couper la tête à peu près vers la quatrième vertèbre cervicale, puis ils enlèvent la carapace inférieure ; et enfin ils séparent les membres inférieurs unis avec la queue en tordant cette partie avec force. Alors il y a trois parties séparées de cet animal, et chacune est d'un intérêt extrême à étudier : 1° A la tête on observe des bâillements de temps en temps suivis de grincements des mâchoires, phénomènes qui paraissent être spontanés, mais qui se reproduisent en excitant par un stylet la narine les franges situées en dedans de la mâchoire supérieure, le larynx et le bout coupé de la moelle allongée, et qui cessent au moment où l'on retire ce centre du système spinal. 2° A la partie inférieure on observe que le sphincter se maintient bien circulaire et ferme, la queue et les membres sont résistants et élastiques, et entrent en mouvement lorsqu'on excite les téguments ou le bout de la moelle ; conditions qui se perdent absolument dès qu'on retire la portion de la moelle épinière qui y est attachée. 3° Pour la portion de l'animal intermédiaire, on provoque des mouvements dans les membres supérieurs en excitant les téguments et le bout supérieur et inférieur de la moelle, tant que cette moelle reste à sa place intacte ; phénomènes qui cessent à l'instant si cette moelle est retirée à son tour.

Je crois devoir m'étendre relativement à une expérience qui est si pleine d'intérêt. On touche le larynx en introduisant le stylet par la trachée-artère ; on met la force du sphincter à l'épreuve en attachant à l'intestin un tube de grandeur convenable, en le posant dans une position perpendiculaire, et en le remplissant d'eau colorée. Cette colonne d'eau est maintenue tant que la moelle épinière reste et que l'on continue à exciter le bord du sphincter ; elle s'écoule dès qu'on cesse l'excitation ou qu'on retire l moelle.

Chez le chat, le chien, le lapin, les jeune surtout, on observe les mêmes phénomènes à l tête et au tronc séparés ; il y a clignement lors qu'on touche le bord de la paupière, la tête étan séparée du tronc ; il y a bâillement lorsqu'o excite les narines ou le bout coupé de la moell allongée ou épinière ; les pattes, la queue, l bord du sphincter sont des parties très excito motrices.

Lorsqu'à un jeune chat ou à un jeune chie on soustrait le cerveau et le cervelet, et qu'o introduit le doigt entre les lèvres, un acte d succion se produit ; et lorsqu'on introduit d lait dans le pharynx, un acte de déglutitio s'effectue.

Le bord de la glotte, le bord des sphincters le bord des paupières, les parties interdigitales la queue, sont les parties les plus excitables.

Des phénomènes semblables s'observent dan les fœtus anencéphales.

Ces petits êtres respirent, crient, sucent lors qu'on excite les lèvres en leur introduisant le bou du petit doigt, et ferment les mains lorsqu'on e *excite* la surface en y posant un objet quelconque

Chez les malades affectés de paraplégie complète, dont les membres restent en relation avec une partie de la moelle épinière, on retrouve des actions diastaltiques sans sensations, aux membres paralysés.

Tous ces derniers phénomènes sont des actes diastaltiques, et ils étaient connus de tous les médecins. Néanmoins personne ne s'était imaginé d'en conclure l'existence du *sous-système spinal* que je tâche d'établir aujourd'hui.

Les phénomènes que je viens de décrire existaient dans la *science*, mais sans aucune application à la *physiologie*.

J'en dis autant relativement au principe du mouvement (*vis nervosa* de Haller), dont je vais traiter incessamment.

Les actions réflexes de Whytt et les actions directes, *vis nervosa* de Haller, sont deux phénomènes d'un même principe excito-moteur.

§ 3. — Du principe excito-moteur.

DES LOIS D'ACTION DU PRINCIPE EXCITO-MOTEUR.

Frappé, comme je l'ai dit, du phénomène du mouvement excité dans la queue isolée de la salamandre, j'ai aussitôt cherché à déterminer quel était le principe de ce mouvement, et me suis demandé : Est-ce le *vis nervosa* Haller et d'autres physiologistes?

Or, Haller, Bichat, J. Müller, Cuvier, dise que ce principe moteur agit seulement dans direction *de haut en bas*, *de* la moelle épiniè *aux* nerfs musculaires, *des* troncs de ces ne *aux* branches, *des* rameaux *aux* ramuscules.

Haller s'exprime ainsi : « Irritato nervo, co » vulsio in musculo oritur, qui ab eo ner » ramos habet. Irritato vero nervo, multis mu » culis communi, totive artui, omnes ii musc » convelluntur, qui ab eo nervo nervos haben » sub sede irritationis ortos. Denique medu » spinali irritata, omnes artus convelluntur, q » *infra* eam sedem nervos accipiunt ; *neq* » contra artus, qui *supra* sedem irritatio » ponuntur. »

Il conclut : « Conditio illa in nervo, quæ m » tum in musculis ciet, *desuper* advenit, sive » cerebro et medulla spinali, *deorsum*, vers » extremos nervorum fines propagatur ; ut a » pareat *causam motus a trunco nervi in ramo* » non a ramis in truncum venire (1). »

(1) *Elementa physiologiæ*. Lausannæ, p. 325.

Bichat dit : « L'influence nerveuse ne se » propage que de la partie supérieure à l'infé- » rieure, et *jamais en sens inverse*. Coupez un » nerf en deux, sa partie inférieure irritée fera » contracter les muscles subjacents; on a beau » exciter l'autre, elle ne détermine aucune con- » traction dans les muscles inférieurs : de même » la moelle, divisée transversalement et agacée » en haut et en bas, ne produit un effet sensible » que dans le second sens. Jamais l'influence » nerveuse ne remonte pour le mouvement. » comme elle le fait pour le sentiment (1). »

Le professeur J. Müller dit de la manière la plus expresse : « La puissance motrice agit seulement dans la direction des fibres primitives nerveuses allant aux muscles ou dans la direction des branches des nerfs, et *jamais dans la direction rétrograde*.

» Toutes les fibres nerveuses agissent d'une manière isolée *du* tronc d'un nerf *à* ses branches ultérieures (2). »

Cuvier, dans son rapport sur l'admirable ouvrage de M. Flourens, s'exprime ainsi : « Toute

(1) *Anatomie générale*, t. III, p. 277.

(2) *Handbuch der Physiologie*, t. I, 656, 659.

irritation d'un nerf le met en jeu dans les mus
cles *où il se rend*. Toute irritation de la moell
la met en jeu dans les membres placés *au-dessou*
de l'endroit irrité (1). »

Tant que ces opinions ont prévalu, il éta
impossible de faire l'application de ce princip
moteur à la physiologie ; car comment une caus
excitante physiologique pourrait-elle atteindr
la moelle épinière ou un nerf musculaire? C'
tait, je le répète, un principe moteur da
l'économie animale sans application à la phy
siologie ; chose, j'ose le dire, impossible.

Or, voici des expériences qui démontrent qu
ce principe moteur, — le *vis nervosa* de Halle
— agit bien autrement qu'on ne l'avait imagin

Neuvième expérience. — J'ai choisi la tortu
de mer. La tête a été coupée ; j'ai enlevé la ca
rapace de manière à mettre à nu la moelle ép
nière, puis j'ai excité ce centre nerveux
moyen du galvanisme ou d'une aiguille, etc.

J'ai observé d'abord des mouvements subi
des membres inférieurs et de la queue, sel
la loi de Haller ; mais il s'est présenté aussi d
mouvements plus lents et plus continus d

(1) *Recherches sur le système nerveux*, 2e édit., p. 83.

membres antérieurs, fait qui établit une loi de mouvement rétrograde, *nouvelle*, du *vis nervosa*, inverse de celle de Haller, et jusque-là inconnue.

Dixième expérience. — J'ai ensuite enlevé tous les viscères et mis à découvert les nerfs latéraux, analogues des intercostaux ; j'en ai divisé plusieurs non loin de la moelle épinière ; puis je les ai excités au moyen du galvanisme et de l'aiguille.

J'ai produit sur-le-champ des mouvements lents et continus des quatre membres et de la queue, mouvements *centripètes*, rétrogrades sur les membres antérieurs, progressifs sur les postérieurs et la queue, ce qui rend évidente une seconde loi d'action du *vis nervosa* encore non connue.

Il reste à faire l'expérience dans laquelle un nerf latéral mixte non divisé serait excité de la même manière. On a des mouvements directs des muscles « *où il se rend*, » et des membres par action centripète, rétrograde et progressive ; c'est-à-dire des mouvements en accord et en désaccord avec la loi de Haller.

Onzième expérience. — Dans cette expérience, au lieu d'exciter la moelle ou les nerfs, j'ai

excité les tissus cutanés; j'ai observé les mêm
phénomènes que lorsque j'ai excité les ner
divisés.

Mais voici le phénomène ou l'action réflexe d Whytt, de Prochaska, etc., et la *démonstratio* que le principe moteur dans ces phénomèn réflexes et dans ceux du *vis nervosa* est ider tique; conclusion assurément déjà d'un hau intérêt.

Nous verrons bientôt que ce même phénomèn de mouvement réflexe diastaltique et ce mêm principe moteur, le *vis nervosa*, se retrouver dans tous les actes d'ingestion et d'égestion d'exclusion et de rétention, dans tous les acte des orifices et des sphincters existant dans l'éco nomie animale. Tous sont en effet des acte diastaltiques du principe excito-moteur (*vi nervosa*).

Qu'il me soit permis de reproduire ici de expériences du même genre faites, il y a dix huit ans, à la Pitié, en présence de MM. Serre et Gariel, sur une tortue de terre :

« La tête a été séparée du tronc, entre la troi sième et la quatrième vertèbre cervicale.

» *Douzième expérience.* — Lorsque, avec u stylet, on toucha la partie de la moelle épinièr mise à nu par la section de la troisième vertèbre (du côté de la tête), on détermina les mouvements d'inspiration.

» *Treizième expérience.* — Quatre traits de scie, deux longitudinaux distants de 1/2 pouce, ayant été portés sur la partie centrale de la carapace, on mit la moelle épinière à nu au niveau de la région dorsale, par conséquent au-dessous du niveau de la naissance des nerfs qui se rendent aux extrémités supérieures; lorsqu'on la toucha avec un stylet, ou qu'on l'excita au moyen du galvanisme, on produisit des mouvements de tous les membres et de la queue.

» *Quatorzième expérience.* — Ayant mis à découvert un nerf intercostal, après avoir enlevé les organes contenus dans l'intérieur de la carapace, on le stimula par les mêmes moyens, et l'on obtint le même résultat que dans la treizième expérience

» *Quinzième expérience.* — En stimulant les surfaces cutanées et muqueuses, telles que celles de la face, des narines, etc. (la tête étant séparée du tronc), on détermina les mêmes mouvements que dans la douzième expérience.

» *Seizième expérience.* — En soulevant et isolant sur un petit rouleau de papier la moelle épinière au point où elle était à découvert, comme dans la treizième expérience, et en stimulant la face postérieure, on détermina des mouvements des quatre membres et de la queue. En stimulant la face antérieure, on détermina les mêmes mouvements, mais avec plus d'énergie encore.

» *Dix-septième expérience.* — En touchant avec un stylet le sphincter de l'anus, qui reçoit ses nerfs au-dessous du point où les membres postérieurs reçoivent les leurs, on détermina des mouvements très énergiques dans les membres postérieurs et la queue. »

Dix-huitième expérience. — J'ai répété mes expériences sur l'action rétrograde de la moelle épinière sur le lapin, toujours avec les résultats observés sur la tortue.

J'ai d'abord enlevé la tête et excité l'extrémité de la moelle : il y a eu tout de suite bâillement. J'ai ensuite divisé la moelle épinière à la sixième vertèbre dorsale, et j'ai excité l'extrémité inférieure de la partie moyenne de la moelle : il y a eu des mouvements des membres antérieurs.

Voici la démonstration que le principe excito-moteur dans les phénomènes d'actions *réflexes* de Whytt, etc., et celui des actions *directes*, *vis nervosa* de Haller, sont identiques.

Il n'y a qu'un pas à faire pour arriver à l'explication de toutes les fonctions réflexes ou diastaltiques de l'ingestion et de l'égestion.

Tout cela est représenté de la manière la plus évidente par ces figures :

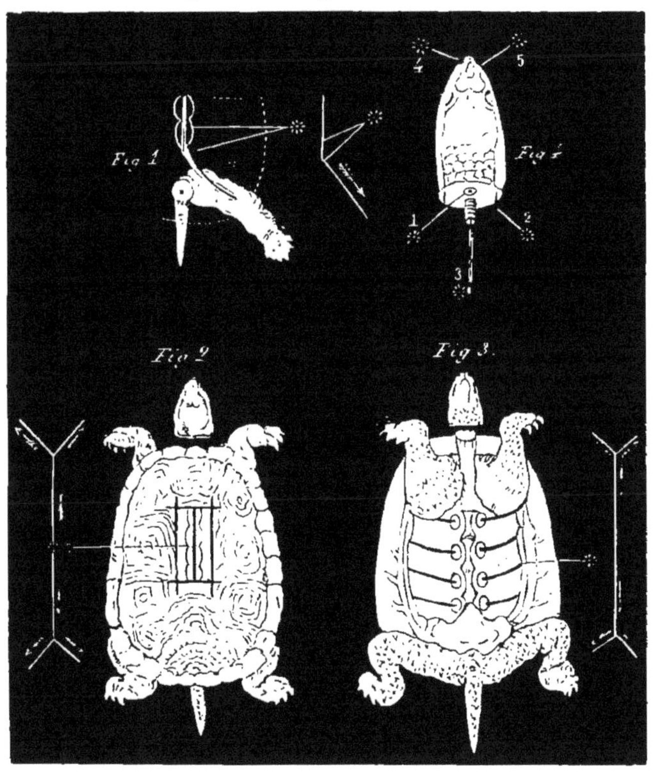

La figure 1 représente les expériences de Haller; — la figure 2, les faits nouveaux d'action rétrograde; — la figure 3, les actions incidentes et réflexes; — la figure 4, les faits de Whytt, de Prochaska, de Legallois, etc.

Ces expériences n'ont pas excité l'intérêt qu'elles me semblent mériter. Elles établissent une loi nouvelle de mouvement dans l'économie animale très importante et une généralisation de phénomènes et de fonctions d'une étendue bien vaste. Je les soumets encore à l'appréciation des physiologistes.

Je dois ajouter qu'il y a des malades chez lesquels il y a eu des actions rétrogrades. Des observations ont été recueillies par plusieurs médecins (1), dans lesquelles la maladie, quoique située au niveau des vertèbres dorsales, a affecté les muscles des membres supérieurs. Et l'on sait que le tétanos, quoique ayant son origine dans les nerfs du pied, affecte presque toujours les muscles des mâchoires, et que l'épilepsie, lorsqu'elle est d'origine gastrique, entérique, ou utérine, affecte souvent les muscles du cou, du larynx, de la langue, etc.

Je n'ai pas tout dit. Outre l'action ingressive et rétrograde dans le système spinal, il y a action réciproque de la manière la plus absolue de *chacune* à *toutes* les parties de ce système, espèce de solidarité d'énergie bien

(1) *Derangements of the nervous System*, 1841, p. 248.

remarquable ; nouvelle loi d'action du principe excito-moteur sur laquelle j'aurai occasion de revenir.

En définitive, voici les cas d'action du principe excito-moteur :

1° Loi d'action directe ou progressive de Haller ;

2° Loi d'action ingressive dans les nerfs ;

3° Loi d'action rétrograde dans la moelle épinière ;

4° Loi d'action multiple ou de solidarité.

PHÉNOMÈNES COMPLEXES D'ACTION RÉFLEXE.

Dix-neuvième expérience. — J'ai coupé la tête à une grenouille et j'ai excité un doigt de l'un des membres supérieurs : il y a eu mouvement de *tous* les membres ; il y a eu action *en dedans*, *en dessous*, *en dehors*.

Puis j'ai excité un doigt d'un membre inférieur, et il y a eu encore des mouvements dans *tous* les membres : donc action en dedans, *en dessus*, diastaltique, de la manière la plus multiforme et complexe.

Mais rien de plus merveilleux que les sources de l'excitation qui produit l'inspiration.

Vingtième expérience. — J'ai mis un tout jeune chat dans de l'eau à la température de l'animal ; j'ai observé les phénomènes de l'asphyxie (phénomènes sur lesquels je reviendrai), et, dans l'état d'insensibilité, j'ai mis à l'épreuve plusieurs causes d'excitation, et j'ai trouvé que le nerf trijumeau, le nerf pneumo-gastrique, les nerfs spinaux, sont tous des nerfs excitateurs de l'inspiration. Les parties extérieures, la face, les pieds, la queue même spécialement, toutes sont des points d'où l'excitation peut partir pour exciter cette fonction vitale.

Vingt et unième expérience. — Un de nos amis, M. Simpson, soignait une malade qui, après des convulsions puerpérales, s'obstinait à ne pas prendre d'aliments. M. Simpson lui en mit dans la bouche, et, lorsque la malade essayait de les y retenir, il lui jeta de l'eau froide à la figure; la déglutition fut excitée instantanément.

Quelques gouttes d'eau froide ainsi jetées sur la figure, une douche d'eau froide appliquée sur quelque partie de la peau que ce soit, excitent également l'inspiration, la déglutition, la défécation, la contraction de l'utérus.

L'origine et le but des mouvements excités diastaltiques peuvent donc être multiples.

ENCHAINEMENT DES ACTIONS DIASTALTIQUES.

Cette multiplicité des actions excitées diastaltiques n'est pas tout ce qu'on observe à l'égard de ces phénomènes. Il y a constamment dans les actes du système spinal des combinaisons ou enchaînements d'actions. Ces combinaisons de mouvements ont souvent les *apparences* de la volonté de la part de l'animal sur lequel l'expérience est faite.

Si l'on pince le doigt du pied de derrière à une grenouille décapitée, il y a souvent non-seulement rétraction du pied, mais immédiatement après, impulsion assez forte pour provoquer un saut ou pour repousser les doigts.

Cette dernière action est plus remarquable encore lorsqu'on excite le bord du sphincter du cloaque. On dirait que l'animal veut éloigner la cause excitante.

Lorsqu'on excite un doigt du pied de la grenouille décapitée, il y a souvent un véritable saut. Quelquefois même il y a tous les mouvements qui constituent l'action de ramper, chaque contact

nouveau avec la table étant une excitation no
velle pour faire exécuter un nouveau pas.

Ainsi les animaux décapités peuvent, po
ainsi dire, marcher et même voler.

L'acte excité de l'éternument consiste en
acte d'inspiration et un acte d'expiration, to
deux bien énergiques et *essentiellement* connex
La cause de l'excitation n'excite pas plus la pı
mière que la seconde.

L'acte excité du vomissement consiste en
acte d'inspiration, en l'occlusion de la glott
en l'ouverture du cardia et en un effort d'ex
ration, tous également liés par un enchaîneme
essentiel.

Je le répète, tous les actes physiologiqu
diastaltiques sont en vérité bien complexe
et se composent d'actes simples et success
étroitement liés ensemble.

Cet enchaînement, quoique moins rem
quable, n'est pas moins réel dans la respirati
ordinaire que dans les actes respiratoires do
je viens de parler. L'excitation de l'inspirati
s'étend jusqu'à l'expiration ; ces deux actes so
liés doucement ensemble dans l'état de sant
ils s'accomplissent sans trouble, sans bruit,
le second acte de la respiration n'est pas moi

paisible et balancé, pour ainsi dire, que le premier.

Il est vrai que l'influence de la volonté y est pour quelque chose, et que dans le sommeil, lorsque cette influence est un peu soustraite, la respiration devient bruyante et irrégulière. Mais, dans le sommeil, il y a aussi un peu de congestion de la moelle allongée, d'où un effet proportionnel sur l'excitabilité de cet organe central de la respiration.

PRÉTENDUES ACTIONS RÉFLEXES CÉRÉBRALES.

Avant d'aller plus loin et de traiter des *conditions* du principe excito-moteur, je dois dire un mot sur des phénomènes qu'on a cru être des actions réflexes cérébrales.

Ainsi Prochaska dit : « Quand une personne approche le doigt de notre œil, quoique nous sachions qu'elle n'a pas l'intention de nous nuire, l'impression faite au nerf optique ne s'en *réfléchit* pas moins sur les nerfs moteurs des paupières qui se rapprochent et se ferment malgré nous, etc. »

Je n'ai guère besoin de dire que ce phénomène *n'est pas* un phénomène d'action excitée physique diastaltique, mais bien un acte psychique de perception, d'émotion, de volition.

De même, la vue d'un objet dégoûtant fai quelquefois vomir ; mais il y a ici un intermédiaire entre la perception par le nerf optique e le vomissement, c'est le dégoût, c'est encore un émotion, et le vomissement est l'effet de ce mouvement de l'*âme*. Impression visuelle, émotion acte de vomissement, voici trois phénomène qui peuvent se lier ensemble, mais qui peuven exister séparément. La liaison entre les cause excitantes d'action diastaltique et cette actio même, dans les conditions normales, est bien plus absolue.

Toutes les prétendues actions réflexes cérébrales sont des actes de l'âme, effets de cause morales.

Je dois, par précaution, dire que les mouvements de l'iris, lors de l'excitation du nerf optique, sont réellement des phénomènes excité diastaltiques.

J'ajoute ici que les nerfs des sens spéciau n'agissent réellement que dans *une* direction direction incidente de dehors en dedans ou de bas en haut, et que la volition ou l'émotion n'agi qu'en sens contraire ; qu'il n'y a pas comme dans les actions excitées diastaltiques, liaison essentielle entre ces deux ou trois modes d'action. Il y a la différence qui existe entre l'acte psychique et l'action physique.

J'ai dit que la volition et l'émotion agissent de haut en bas. Elles ne poursuivent pas néanmoins la même voie nerveuse. Lorsque dans l'hémiplégie, le bras, par exemple, est immobile sous les efforts de la volonté, il est bien agité par une émotion, comme par la surprise. Et l'on sait que le cœur, qui est entièrement soustrait à l'influence de la volonté, est très ému par les causes morales.

Dans chacun de ces deux cas, l'émotion ou son influence a une course nerveuse spéciale : dans le premier cas, c'est le système spinal qui entre en action ; dans le second, c'est le système ganglionnaire.

Les physiologistes traitent des nerfs sensitifs et de la sensibilité, sans toujours faire assez nettement la distinction entre le *sens* spécial pour la perception, et la *sensibilité* pour les impressions de plaisir ou de douleur. Or, rien de plus essentiel que cette distinction. Les nerfs du système cérébral ne sont pas sensibles à la douleur ; les nerfs sensibles à la douleur sont des nerfs du système ganglionnaire. Le centre nerveux des perceptions est le cerveau ; le centre nerveux des plaisirs et des douleurs me paraît être la moelle allongée, siége central à la fois des émotions et des passions, des plaisirs et des douleurs, de la respiration, des cris, etc.

Ainsi les causes du plaisir ou de la douleur ont souvent leur siége dans l'intérieur de l'animal, où il ne se trouve que des nerfs du système ganglionnaire.

Ces affections s'entremêlent bien souvent ensemble; nouveau sujet d'étude.

Dans cette même catégorie doivent être aussi rangés certains *effets* du rhythme, de la musique, des agacements de tout genre, etc.; sujet du plus haut intérêt et qui demande aussi des recherches nouvelles.

§ 4. — Conditions du principe excito-moteur.

ÉTAT NORMAL DU PRINCIPE EXCITO-MOTEUR. — PERSISTANCE D'ACTION.

Le cerveau, le cervelet et les nerfs des sens spéciaux sont, comme je l'ai déjà dit, inexcitateurs de mouvements. Lorsqu'ils sont piqués lacérés ou lésés de quelque manière que ce soit, aucun effet n'est produit.

La moelle allongée et la moelle épinière, au contraire, et les nerfs incidents et réfléchis qui s'y rendent et qui en sortent, sont très excitateurs. On ne peut pas y toucher sans exciter des mouvements.

Il y a deux conditions normales de l'excitabilité en physiologie, comme de l'électricité en physique : celle du repos et celle de l'activité.

Il n'y a pas de *mouvement spontané* par l'effet de l'excitabilité. Pas d'excitation, pas de mouvement ; mais, comme je viens de le dire, dès qu'il y a excitation, il y a aussitôt *mouvement excité*.

Il est néanmoins évident que, quand l'excitabilité paraît être à l'état statique ou de tranquillité, elle n'est pas sans énergie, et qu'elle exerce dans l'économie animale une influence presque inaperçue.

Voici des faits qui indiquent cette action constante :

Lorsque l'influence de la volonté est soustraite au nerf oculo-moteur et au muscle élévateur de la paupière supérieure, l'œil se ferme sous l'influence excitatrice du nerf facial et du muscle orbiculaire.

Cette action se fait imparfaitement chez le malade très affaibli.

Cette action des muscles se retrouve pour quelques muscles de l'œil et du cou. Dans cette dernière région, la contraction excitée de quelques muscles, qui se fait à mesure que l'influence de la volonté diminue par la fatigue, etc., est, je crois, la cause principale du sommeil; les veines du cou étant comprimées, la face rougit, l'encéphale se congestionne.

Pendant le sommeil on voit les doigts de l'enfant se plier doucement ; phénomène qui s'observe d'une manière bien plus forte, mais toujours symétrique, dans l'hémiplégie, alors que la main est privée depuis longtemps de l'influence du cerveau.

Voici une expérience qui dévoile la même action continue spinale :

Vingt-deuxième expérience. — Si l'on sépare la queue de la tortue avec les membres de derrière, le sphincter et le cloaque, à la manière des cuisiniers, toutes ces parties paraissent jouir d'une sorte d'élasticité : le sphincter est bien circulaire, il reprend sa forme lorsque, après avoir été distendu, il est relâché ; la queue est élastique comme un ressort d'acier. Tout change lorsqu'on enlève le tronçon de la moelle épinière : tout alors devient *flasque*.

On pourrait dire que le principe excito-moteur est constamment, et dans toutes les parties du système spinal diastaltique, dans un état de tension *statique*, et qu'il ne faut qu'un excitant pour le mettre en vraie *dynamique* et en activité.

AUGMENTATION DU PRINCIPE EXCITO-MOTEUR. — EFFET DE LA STRYCHNINE.

Le principe excito-moteur est augmenté par le repos et diminué par les efforts. Il est en général plus énergique le matin que le soir, au printemps qu'à l'automne, et surtout pendant l'hibernation, et, en général, avant qu'après les excitations.

Vingt-troisième expérience. — J'ai coupé la tête d'une grenouille que j'ai excitée en saisissant ses pieds entre les doigts jusqu'à ce que les actions réflexes cessassent. Après un peu de repos, ces mouvements se faisaient voir encore en répétant même légèrement les mêmes excitations.

Mais ce sont surtout certains médicaments qui ont la propriété spéciale d'augmenter la puissance excito-motrice.

Vingt-quatrième expérience. — J'ai laissé tomber quelques gouttes d'une solution faible d'acétate de strychnine sur le dos d'une grenouille : après quelques minutes, la grenouille est devenue d'une susceptibilité extrême aux excitations. Lorsque je la touchais du doigt ou que je secouais la table, il survenait une roideur tétanoïde de tout le corps.

Vingt-cinquième expérience. — Le même phénomène s'est présenté lorsque j'ai fait avaler de la strychnine à un chien.

La puissance excito-motrice est donc susceptible d'augmentation anormale.

DIMINUTION DU PRINCIPE EXCITO-MOTEUR. — EFFET DU CHOC.

Les *efforts* usent la puissance excito-motrice. Si l'on fait faire des mouvements violents à une grenouille, les mêmes excitations cessent bientôt de produire les mêmes effets.

Si la grenouille a été mise sous l'influence de la strychnine, les excitations épuisent la force excito-motrice à tel point que la mort en est bientôt la conséquence.

Vingt-sixième expérience. — J'ai pris deux grenouilles, je les ai soumises toutes deux à l'influence de la strychnine ; j'en ai excité une tandis que j'ai mis l'autre à l'abri de toute excitation. La première a bientôt cessé de vivre, la seconde s'est parfaitement rétablie.

J'ai répété cette expérience un grand nombre de fois, les résultats ont toujours été les mêmes. Il n'est pas nécessaire de dire qu'elle nous démontre le principe du traitement du tétanos, de l'hydrophobie, etc., principe de la plus haute importance, duquel peut dépendre la vie du malade.

Le chloroforme diminue l'énergie du principe excito-moteur.

Pour l'effet du *choc*, je renvoie à la page 32.

CHAPITRE III.

DE L'ANATOMIE DU SYSTÈME SPINAL DIASTALTIQUE.

§ 1. — De l'anatomie générale du système diastaltique.

J'ai divisé plus haut le système nerveux en sous-systèmes cérébral, spinal et ganglionnaire.

Maintenant je vais donner l'analyse du sous-système spinal.

Vingt-septième expérience. — J'ai pris une grenouille et j'en ai séparé le cerveau et tous les viscères, puis je l'ai divisée au-dessus et au-dessous du plexus brachial, et ensuite j'ai isolé chaque nerf brachial et lombaire en écartant tous les tissus qui leur étaient contigus et en divisant le bassin sur la ligne médiane.

Les yeux se fermaient lorsqu'on touchait la conjonctive, ou la paupière, ou les cils.

Les bras se retiraient lorsqu'on excitait un doigt.

Les pieds se retiraient lorsqu'on excitait un doigt ou la membrane interdigitale.

Il est évident que dans chacun de ces membres il y a une force qui fonctionne le long du nerf du côté irrité dans la direction incidente, et le long du même nerf et du nerf du côté opposé dans la direction réfléchie, en traversant la moelle allongée ou épinière.

Vingt-huitième expérience. — Ayant préparé trois grenouilles comme dans l'expérience précédente, j'ai détruit les trois portions de moelle dans l'une; j'ai divisé un nerf brachial et lombaire dans une autre, et j'ai enlevé la peau au pied dans la troisième. Les deux premières opérations ont complétement annulé toute action diastaltique; la troisième a eu le même effet à un degré seulement un peu moins prononcé.

Ainsi, détruire le point central de la moelle, diviser le nerf dans son cours, ou enlever les *origines* de ces nerfs en enlevant la peau, c'est détruire les *arcs nerveux diastaltiques*, et avec eux toute action diastaltique.

C'est de ces trois parties que se compose chacun de ces *arcs* nerveux diastaltiques; c'est de tous ces arcs que résulte le *système spinal* diastaltique.

Tout cela me paraît démontré.

Il est évident que, dans chaque nerf brachi ou lombaire, il y a un principe qui peut apport et rapporter l'effet d'une excitation motric Est-ce par un même filet nerveux ou par d filets distincts que ces phénomènes arrivent La science n'est pas allée jusque-là.

Mais *centre* spinal, nerf *incident* et *réfléch* *origine* périphérique, enfin *arc* nerveux diasta tique, *système* de ces arcs, voici ce qui est d montré, et c'est l'anatomie générale du sou système spinal.

Je ne sais à quel degré il est établi que force incidente dans les actions diastaltiques e apportée par les racines postérieures des ner spinaux, et que la force réflexe est rapport par les racines antérieures. Mais il est évide qu'au moyen des phénomènes multiples do j'ai traité dans le chapitre précédent et des e périences sur les racines postérieures, on pou rait obtenir des résultats décisifs relatifs à cet question. Il serait surtout d'un grand intér de savoir si les racines antérieures seraie capables de fonctionner comme des nerfs inc dents excitateurs d'actions réflexes. Je n' pas fait cette expérience.

Il y a un fait d'anatomie générale qu'on ne peut observer sans intérêt : Un animal est impassible sous des excitations du cerveau, du cervelet, des nerfs des sens spéciaux. Sans doute que ces tissus sont de *nature* tout à fait différente de ceux du centre et des nerfs du sous-système spinal et du sous-système ganglionnaire qui sont si différents sous ce rapport.

§ 2. — De l'anatomie spéciale du système spinal diastaltique.

Je viens d'établir par des expériences l'existence d'arcs nerveux diastaltiques. Je vais maintenant parler de ces arcs dans l'animal entier.

Le nerf trijumeau dès son *origine* palpébrale, la moelle, centre du sous-système spinal, e nerf facial à sa distribution dans le muscle orbiculaire, tout cela, dans sa solidarité, forme l'arc nerveux diastaltique du *clignement*, que je donne comme exemple.

Il y a un sous-système d'arcs pareils. Dans tous ces arcs, les nerfs incidents, le centre spinal, le nerf réfléchi, sont liés d'une manière absolue et essentielle.

Dans quelques-uns de ces arcs, les nerfs incidents, et dans d'autres les nerfs réfléchis, son multiples. L'arc nerveux diastaltique de la respiration, par exemple, comprend le trijumeau le pneumogastrique, les spinaux, etc., comme nerfs incidents ou excito-moteurs; la moelle allongée en constitue le centre; le diaphragmatique, les intercostaux, les nerfs respirateurs, en un mot, de sir Charles Bell, en constituent les nerfs réfléchis moteurs.

C'est une *idée* nouvelle en anatomie.

On se rappelle l'observation de M. Magendie à la page 14. La découverte de Legallois et la doctrine de Bell étaient défectueuses en ce qu'elles excluent les nerfs incidents excitateurs de la respiration.

Le larynx, le pharynx, l'œsophage, les bronches, le rectum, l'utérus, les orifices, les canaux, les sphincters, sont tous munis d'arcs de nerfs diastaltiques.

C'est un *système* d'anatomie nouveau.

On pourrait présenter ces arcs sous la forme de tableau. Ainsi :

Arc nerveux diastaltique de la paupière.

Nerf excitateur.	Centre.	Nerf moteur.
Rameau palpébral du trijumeau.	La moelle allongée.	Rameau orbiculaire du facial.

Arcs nerveux diastaltiques de la respiration.

Nerfs excitateurs.	Nœud respiratoire.	Nerfs moteurs.
1. Le trifacial.	La moelle allongée.	1. Les diaphragmatiques.
2. Le pneumogastrique.		2. Les intercostaux.
3. Les spinaux.		3. Les abdominaux.

Arc nerveux diastaltique du larynx.

Nerf excitateur.	Centre.	Nerf moteur.
Le laryngé supérieur.	Moelle allongée.	Le laryngé récurrent.

Ce n'est pas un exposé complet du sous-système spinal diastaltique que je présente ici. Je veux, dans ce moment, émettre des principes, et non entrer dans des détails. Je crois en avoir assez dit pour faire bien comprendre d'une manière générale ce nouveau système anatomique. Je dirai en dernier lieu seulement que chaque organe, chaque acte d'ingestion et d'expulsion, d'exclusion ou de rétention, ont leur arc ou leurs arcs nerveux diastaltiques, dont chacun comprend : 1° une *origine* dans les téguments, les membranes muqueuses, etc.; 2° un nerf incident excitateur; 3° un centre spinal; 4° un nerf moteur; 5° une distribution aux muscles.

CHAPITRE IV.

DE LA PHYSIOLOGIE DU SYSTÈME SPINAL.

---

§ 1. — Conditions des actions diastaltiques.

Il faut trois conditions pour qu'une action o un acte diastaltique s'accomplisse : la premièr est un *excitant*, une excitation ; la seconde, u arc nerveux, diastaltique; la troisième, le principe excito-moteur à l'état physiologique.

L'acte de déglutition ne s'accomplit pas, moins qu'il n'y ait au pharynx quelque chose d propre à exciter cet acte. Lorsqu'on avale plusieurs fois successivement, l'acte de la déglutition s'effectue tant qu'il reste de la salive dan la bouche ; mais les efforts pour avaler devien nent infructueux lorsque la bouche est bie vide, car alors il n'y a plus d'excitant.

L'excitant le plus ordinaire de la respiratio est l'acide carbonique exhalé par le sang dan les cellules aériennes des poumons et mis en contact avec les ramuscules du pneumogastrique. La quantité de cette exhalation est en raison de la rapidité de la circulation : plus la circulation est accélérée par la course, par exemple, plus l'exhalation d'acide carbonique est grande ; plus il y a d'excitant de la respiration, plus la respiration est rapide.

De là, le rapport observé depuis si longtemps entre la rapidité de la circulation et celle de la respiration.

De là, la rapidité plus grande de la respiration lorsqu'un animal est placé dans de l'air auquel on a ajouté de l'acide carbonique.

Les excitations extérieures, soit de la respiration, soit d'autres actes, subissent la même loi : pas d'excitation, pas de mouvement.

Le principe excito-moteur peut être augmenté à un degré extrême, comme dans le strychnisme, et cependant il faudra toujours un excitant pour mettre ce principe moteur en activité.

§ 2. — Des orifices et des sphincters de l'économie animale.

Les orifices et les sphincters de l'économie animale sont tous garantis par un nerf incident, première partie d'un arc nerveux diastaltique Ainsi :

1° Le nerf trifacial garantit l'œil, et, dans les cétacés, la narine et l'oreille.

2° Le nerf laryngé supérieur garantit le larynx.

3° Les nerfs spinaux garantissent le sphincter de l'anus, le col de la vessie.

La moindre excitation produit, par l'intermédiaire d'arcs diastaltiques. l'occlusion de ces voies d'entrée et de sortie et la rétention ou l'exclusion des matières.

§ 3. — Des actes d'ingestion et d'expulsion.

Tous ces actes sont aussi sous la dépendance d'arcs nerveux diastaltiques.

Les actes d'ingestion des lèvres dans la succion; du pharynx, de l'œsophage, dans la déglutition; de l'expulsion, dans le rectum, tous s'accomplissent à travers des arcs nerveux diastaltiques par des mouvements excités.

Mais de tous les actes d'ingestion et d'expulsion, ceux de la respiration sont les plus importants. Ils sont tous des actes excités, diastaltiques. Ils sont seulement *réglés* par la volition. Excitée pour la première fois par le contact de l'air extérieur avec les nerfs trifacial et spinaux, la respiration est soutenue pendant toute la vie au moyen de l'excitation des fibrilles du pneumogastrique par l'acide carbonique exhalé du sang dans les cellules aériennes du poumon, comme je l'ai déjà expliqué. C'est la loi de la respiration normale.

Les mouvements ou efforts respiratoires dans l'asphyxie sont bien différents. Excités par l'acide carbonique dans le sang circulant par la moelle épinière, ces efforts prennent la forme d'expirations autant, et même plus, que d'inspirations, et il y a bâillements, flexion en avant, et quelquefois expulsion des matières de l'estomac.

Ainsi : actes excités par un arc *diastaltique* pour la respiration normale, actions excitées *centriques* de la moelle même dans les mouvements de l'asphyxie.

De tous les excitants des actes diastaltiques, la douche d'eau froide est le plus puissant. Le degré de cette puissance est en rapport des températures de l'animal et de l'eau versée, entre des limites physiologiques.

Il faut aussi des alternatives. Si les téguments

de l'animal ont été refroidis par l'application de a douche, il faut attendre que sa température soit rétablie avant de répéter l'aspersion. Sans cette précaution, les forces seront épuisées, mais la respiration ne sera pas excitée.

Vingt-neuvième expérience. — Il y a ici même une expérience d'un grand intérêt à faire. Si, ayant versé de l'eau froide plusieurs fois, cet agent cesse d'exciter la respiration, on réussit à l'exciter en y versant brusquement de l'eau chaude, toujours entre des limites physiologiques. Et ces alternatives de température peuvent se répéter plusieurs fois avec un succès parfait.

Ce traitement par les brusques alternatives de température a réussi à rétablir la respiration dans un cas d'asphyxie chez un nouveau-né. On l'a mis alternativement dans un bain chaud et dans un bain froid, et ainsi de suite. Chaque alternative de température a agi comme un excitant nouveau.

Un bain de 104 degrés de Fahrenheit produit sur les mouvements respiratoires l'effet d'un bain froid.

Ce n'est pas sur les mouvements de la respiration seulement que la douche influe : le même agent physique fait contracter le pharynx sur les aliments, le rectum sur les matières fécales, l'utérus sur l'œuf et dans les cas d'hémorrhagie passive.

On éprouve quelquefois le laryngisme en avalant de l'eau bien froide. De l'eau froide injectée dans le rectum, dans la vessie, dans le vagin, produit quelquefois les effets que j'ai signalés dans le paragraphe précédent.

Je ne doute pas que ces injections ne soient plus puissantes encore si elles étaient alternativement chaudes et froides, quoique toujours entre des limites physiologiques.

Il est remarquable que les origines périphériques des nerfs incidents sont bien plus excito-motrices que ces nerfs dans leur trajet, fait que j'ai observé et publié bien avant M. Volkmann.

DE LA RESPIRATION.

Je crois devoir revenir sur la respiration, le plus important de tous les actes diastaltiques.

Au commencement de mes recherches, cette fonction était volontaire pour quelques physiologistes, involontaire pour d'autres, mixte enfin pour le plus grand nombre.

Les premiers la rattachaient au cerveau, les seconds, après Legallois, à la moelle allongée, comme cause première de ses mouvements.

Mes travaux ont eu pour résultat la découverte que ce n'est ni au cerveau, ni à la moelle allongée que la respiration doit son *premier* mobile, mais bien à des nerfs incidents, le trifacial, le pneumogastrique, les spinaux, qui reçoivent des impressions, des excitations à leur *origine*, en portent les effets énergiques à la moelle allongée, d'où s'opère un changement de direction, d'action, et même de combinaison d'actions qui se font par des nerfs liés essentiellement avec les premiers, nerfs réfléchis, nerfs respiratoires de sir Charles Bell.

Je formule ainsi le *système* nerveux respiratoire :

Système nerveux de la respiration.

Nerfs incidents de l'auteur.	Vrai *nœud* respiratoire.	Nerfs respiratoires de sir Ch. Bell.
1. Le trijumeau.	La moelle allongée.	1. Le diaphragmatique.
2. Le pneumogastrique.		2. Les intercostaux.
3. Les spinaux cutanés.		3. Les abdominaux.

DIAGRAMME DU SYSTÈME SPINAL RESPIRATOIRE.

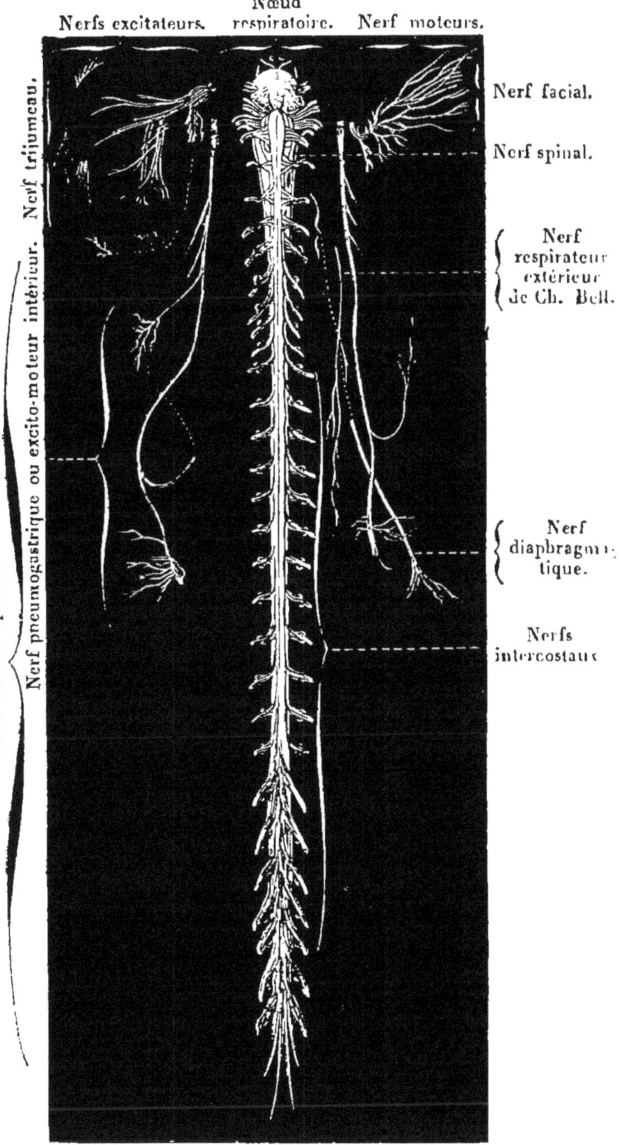

Les phénomènes physiologiques de la resp ration présentent un contraste extraordinai avec les phénomènes pathologiques de l'a phyxie, contraste qui s'explique par ce tablea

Centre.	Nerfs centrifuges de l'expiration.
La moelle allongée.	1° Les abdominaux
	2° Les intercostau

Ce système est entièrement composé d'act diastaltiques *physiologiques*; actes d'inspirati et d'expiration essentiellement combinés ent eux.

Ces actes s'opèrent doucement et silencieus ment pendant la vie légèrement active : ils so accélérés par la course, ralentis pendant le r pos, plus ralentis encore et un peu bruyai pendant le sommeil, très énergiques dans toux, l'éternument. Tant que ce sont des act *physiologiques*, ils sont, comme je l'ai déjà d des actes *diastaltiques*.

Tout change lorsqu'il s'agit des mouvemen pathologiques, comme dans l'*asphyxie*. Ce sont plus des excitations périphériques, d actes réflexes, ce sont tout à coup des actio dont la cause est une excitation *centrique*. A lieu d'acide carbonique exhalé dans les cellul aériennes, c'est maintenant de l'acide carb nique accumulé dans le sang et circulant dans les moelles allongée et épinière, qui est la cause d'excitation des mouvements, pour ainsi dire, respiratoires de l'asphyxie.

Car ces actions respiratoires même ne sont plus des actions douces d'inspiration et d'expiration liées ensemble; mais des actions d'inspiration et surtout d'expiration prolongée, forcée, avec expulsion de quelques bulles de gaz et quelquefois d'un peu de lait caillé contenu dans l'estomac, comme je l'ai observé dans les jeunes chats.

Actes centripètes, *diastaltiques*, pour la respiration *physiologique*;

Actions *centrifuges* pour les actions respiratoires *pathologiques* de l'*asphyxie* :

Telles sont les deux lois des mouvements de la respiration et de l'asphyxie; elles sont, comme on le voit, complétement différentes l'une de l'autre.

Il y a, je crois, la même distinction entre l'éternument et le bâillement.

Le besoin de respirer est un phénomène pathologique.

Il serait d'un grand intérêt de comparer tous les phénomènes qui se manifestent dans quelques épilepsies et dans la strangulation ; il est possible que je revienne sur ce sujet. J'en ai dit assez maintenant pour attirer l'attention sur les sujets pleins d'intérêt de la *respiration* toute centripète et *diastaltique* et de l'*asphyxie* toute *centrifuge*. J'ajouterai seulement plusieurs expériences.

Trentième expérience. — J'ai enlevé à un jeune chat âgé de neuf jours le cerveau et le cervelet, et j'ai divisé les nerfs pneumogastriques : les inspirations sont devenues plus rares et se sont enfin répétées seulement trois ou quatre fois par minute. Dans les intervalles entre ces inspirations rares, j'ai soufflé de l'air frais sur diverses parties du corps ; j'ai excité la narine, l'anus, la queue, le pied, toujours avec l'effet immédiat de la production d'un acte d'inspiration.

Trente et unième expérience. — J'ai mis un petit chat dans de l'eau à la même température que son corps. Lorsque l'asphyxie fut complète, je l'ai retiré de l'eau, et je l'ai traité de la même manière et avec les mêmes résultats que celui de l'expérience trentième.

Trente-deuxième expérience. — J'ai mis un petit chat de la même portée dans de l'eau à la température de 98 degrés Fahrenheit, et je l'ai bien observé. Il fit d'abord des efforts pour s'échapper ; puis tranquillité, ensuite bâillements et efforts expiratoires violents qui chassaient des bulles d'air des poumons et des particules de lait de l'estomac, et qui courbaient le corps de l'animal.

Telle est la respiration normale, telle est l'asphyxie ; tels en sont les phénomènes, telles en sont les lois. Je le répète, la première est centripète et *diastaltique*, comme sont tous les actes ingestifs et expulsifs physiologiques ; la seconde est centrique d'origine, *centrifuge* de forme.

DU NOEUD RESPIRATOIRE.

C'est à la *méthode isolatrice* de M. Flourens que la science est redevable de la découverte du vrai point central du système nerveux qui régit les mouvements respiratoires. Je reviendrai plus loin sur cette découverte.

A ce centre du système nerveux respiratoire, sir Ch. Bell a ajouté son système de nerfs qu'il a appelés *respiratoires*.

Mais tout n'était pas encore fait.

Car quelle est la *vraie origine* des mouvements respiratoires normaux?

Si l'on jette de l'eau froide sur la figure, s l'on excite ainsi les nerfs trijumeaux, on excite en même temps un acte inspiratoire.

Si l'on divise les deux nerfs pneumogastri ques, on réduit immédiatement le nombre des inspirations.

Si l'on descend dans un bain froid ou chaud si l'on excite ainsi les nerfs cutanés, on excite aussi la moelle allongée et l'on provoque des mouvements inspiratoires.

Si l'on divise les nerfs pneumogastriques sur un jeune animal auquel on a enlevé le cerveau *en général*, il y a cessation de la respiration. S maintenant on excite la peau de la face ou du tronc, il y a tout de suite un mouvemen inspiratoire.

Le trifacial, les nerfs cutanés spinaux, son des nerfs *excitateurs*, extérieurs de la respira tion et ses premiers mobiles.

Le pneumogastrique est, par excellence, l nerf *intérieur* d'excitation respiratoire.

Le nerf facial est le nerf moteur respiratoir de la face, selon la doctrine de sir Ch. Bell. I *correspond* pour ainsi dire au trifacial.

Le spinal accessoire, les intercostaux, le abdominaux, les respiratoires extérieurs de si

Ch. Bell, répondent aux nerfs cutanés excitateurs de la respiration, comme *moteurs* dans cet acte vital.

Enfin le nerf diaphragmatique, nerf moteur *intérieur* de l'inspiration, répond en quelque sorte au nerf pneumogastrique.

La moelle allongée, ou plutôt le point de cette moelle si habilement isolé par M. Flourens, est le vrai *nœud respiratoire*; car c'est elle qui noue, pour ainsi dire ensemble, tous ces nerfs, excitateurs et moteurs.

La moelle allongée et la moelle épinière, moins rigoureusement définies, suscitent les mouvements, semblables aux mouvements respiratoires, qui s'observent dans l'*asphyxie*.

Dans l'asphyxie, ces mouvements ne sont plus réflexes, mais bien directs, excités par le contact du sang veineux avec la moelle. Et alors ce n'est pas la moelle *allongée* seulement, mais la moelle épinière tout entière qui est la source des mouvements. Ainsi des mouvements *semblables* aux mouvements respiratoires peuvent se montrer lorsque la moelle allongée même est enlevée.

C'est ainsi que M. Flourens a vu se mouvoir la cage thoracique en excitant le tronçon de la moelle épinière qui y est attaché après la division de la moelle cervicale.

C'est ainsi que des mouvements convulsifs, qu'on pourrait prendre à tort pour des mouvements respiratoires, peuvent se présenter chez les animaux à qui on aura divisé la moelle épinière au point même de la jonction du nerf pneumogastrique, mouvements qui dérivent ou de la perte du sang, ou de la présence du sang veineux dans la moelle; etc.

On peut très bien faire comprendre aux élèves le nœud respiratoire, en prenant trois fils de coton par exemple, en les plaçant l'un à côté de l'autre, et en les liant tous ensemble à la partie moyenne entre les deux bouts. De ces bouts, les uns représentent les nerfs incidents, les autres les nerfs réfléchis; tandis que le ***nœud*** représente l'***union essentielle*** et intime des deux sortes de nerfs.

NŒUD VITAL DE M. FLOURENS.

J'ai dit, à une autre occasion (1), tout ce que je pense du génie inventif et expérimental

(1) Voyez *New Memoir on the nervous System*, 1843.

de M. Flourens ; qu'il me soit permis, en passant, de rendre hommage à sa générosité scientifique.

Je retrouve cette générosité à la page 13 de son ouvrage, lorsqu'il parle de sir Ch. Bell (1) ; et c'est à M. Flourens que, moi aussi, je dois des paroles d'approbation que je regarde comme la récompense la plus noble de mes travaux (2).

Avec quelle habileté M. Flourens a-t-il *délimité* ce *nœud vital*, qu'il place si exactement à un point de la moelle allongée découvert par lui !

« Je fais souvent l'expérience, dit M. Flourens, en procédant par sections transversales.

(1) « Cette vue admirable de M. Bell, qui l'a conduit à distinguer la fonction propre de chaque *racine* des nerfs, et par suite à voir dans chaque nerf, deux nerfs, l'un pour le sentiment, l'autre pour le mouvement, et dans la moelle épinière même, deux moelles, l'une pour la sensibilité, l'autre pour la mobilité ; cette vue, fruit d'une analyse aussi profonde que fine, a été reprise et confirmée d'abord en France par M. Magendie, puis en Allemagne, par M. J. Müller, etc., et tout de nouveau en France encore, et avec une grande habileté, par M. Longet. »

(2) En 1839, M. Flourens m'écrivait : « Votre beau sys-» tème des nerfs excitateurs, incidents et réfléchis, vous » appartient bien, et comme grand fait spécial et déterminé, » et comme vue d'un grand et nouvel ensemble de phéno-» mènes. »

» Si la section passe en avant du trou borgne, les mouvements respiratoires du thorax subsistent, tandis que ceux de la face sont abolis.

» Si la section passe en arrière du point de jonction des pyramides, les mouvements respiratoires de la face (le mouvement des narines et le bâillement) subsistent, tandis que ceux du thorax sont abolis.

» Si la section passe sur la pointe du V de substance grise inscrit dans le V des pyramides ou bec de plume, les mouvements respiratoires de la face et du thorax sont abolis sur-le-champ et tous ensemble.

» Je fais aussi souvent l'expérience d'une autre manière. Je me sers d'un petit emporte-pièce, dont l'ouverture a à peine un millimètre de diamètre; je plonge cet emporte-pièce dans la moelle allongée, en ayant bien soin que l'ouverture de l'instrument réponde au V de substance grise et l'embrasse. J'isole ainsi tout d'un coup le point vital du reste de la moelle allongée, des pyramides, des corps restiformes, etc., et tout d'un coup les mouvements respiratoires du tronc et les mouvements respiratoires de la face sont abolis.

» Ainsi les limites expérimentales de ce point

sont marquées, au-dessous par la persévérance des mouvements respiratoires de la tête, et au-dessus, par la persévérance de ceux du tronc (1). »

Ce nœud vital, ainsi précisé par M. Flourens, est représenté dans la figure ci-dessous.

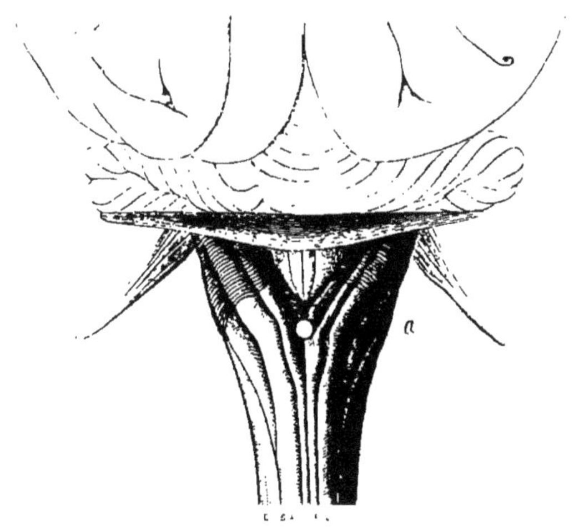

C'est M. Flourens qui a démontré le premier ce point (*a*) isolé, nommé par lui *nœud vital*. Ce sont mes recherches, je crois, qui ont fait voir que l'action de ce nœud, lorsqu'elle est physiologique et normale, est toujours *réflexe*.

Je me suis restreint, dans mes recherches jus-

(1) *Comptes rendus de l'Académie des sciences*, t. XXXIII.

qu'ici, à l'investigation des actions et des actes réflexes *périphériques* du corps. Je suis maintenant occupé à préparer un mémoire sur les actes réflexes de l'intérieur de l'économie, et spécialement des organes tubuleux. Je crois être le premier à faire voir que l'action du nerf *pneumogastrique* est *centripète*, autrement que pour la sensibilité.

En 1837, je l'appelle le *nerf* intérieur excito-moteur (1). C'est un grand fait *physiologique*.

L'œsophage, le cardia, l'utérus et ses appendices, le cœur et les gros vaisseaux, les vaisseaux sécréteurs, les canaux excréteurs, etc., tous dépendent d'un principe d'action excito-moteur, le plus souvent réflexe, principe que j'ai généralisé.

Il ne faut cependant pas oublier que les causes morales peuvent exciter certaines sécrétions, et que ces causes agissent *directement ;* et que quelquefois les causes excitatrices des sécrétions ne sont pas très évidentes, comme par exemple dans l'expérience suivante :

Trente-troisième expérience. — J'ai enlevé le cerveau et le cervelet à un chien, et il sortit de

(1) Deuxième Mémoire lu à la Société royale, p. 118, planche II.

la bouche une quantité de salive énorme et pendant bien longtemps sans excitation appréciable.

ÉTAT HALETANT.

Deux causes peuvent produire cet état : ou l'excitant, ou l'excitabilité peut être augmentée.

Si l'on fait courir un chien, il commence à haleter. C'est qu'il y a exhalation d'acide carbonique ; l'excitant de la respiration est augmenté.

Si l'on donne à un chien une certaine dose de strychnine, il devient bientôt haletant encore. C'est que l'excitabilité de la moelle allongée est alors augmentée.

Trente-quatrième expérience. — J'ai donné à un petit chien le sixième d'un grain d'acétate de strychnine, dose que j'ai répétée dans quinze minutes. Dix minutes après la seconde dose, un état d'excitabilité excessive s'est manifesté, et la respiration est devenue très haletante. Malheureusement j'ai négligé de compter les pulsations.

Si l'on fait respirer à un animal, à une souris par exemple, mais surtout à un petit oiseau, de l'air auquel on a ajouté de l'acide carbonique, ou, ce qui revient à la même chose, si l'on fait respirer à ces animaux une quantit d'air limité pendant longtemps, il y a bâille ment, et encore l'état haletant. C'est que l'acid carbonique est inspiré et devient une cau excitante de la respiration.

Le malade affecté de faiblesse, d'épuiseme nerveux ou sanguin, de lésion organique d cœur, devient bientôt essoufflé et haletant p l'exercice.

Dans l'état de santé, il y a toujours une pr portion déterminée entre le nombre des respir tions et des pulsations. Tout ce qui accélère circulation augmente l'exhalation d'acide ca bonique. Cette proportion est détruite da quelques maladies. Dans l'apoplexie et da l'hydrocéphale, les pulsations deviennent pl fréquentes, tandis que les respirations sont r lenties et irrégulières. La moelle allongée congestionnée ou comprimée.

Dans le cas où l'excitabilité de la moe allongée est anormalement augmentée, les re pirations sont plus fréquentes, sans que pulsations le soient proportionnellement. Il possible que cela arrive lorsque l'excitation la moelle est augmentée, par l'effet de strychnine, par exemple.

Dans tous les cas, lorsque la respiration est disproportionnellement ralentie, il doit en résulter l'asphyxie; et lorsqu'elle est disproportionnellement accélérée, il doit arriver le refroidissement.

LA DÉGLUTITION.

La déglutition est loin d'être un acte d'une grande simplicité.

Il faut d'abord que le larynx soit garanti contre l'introduction des aliments ou des boissons qu'on doit avaler.

Il faut ensuite que le pharynx saisisse et chasse ces aliments vers l'œsophage.

Il faut que l'œsophage porte ces aliments vers l'estomac.

Il faut que le cardia s'ouvre pour laisser parvenir ces aliments à leur destination.

Or, l'occlusion du larynx et la contraction du pharynx sont des actions diastaltiques dont les nerfs incidents et les nerfs réflexes ont été l'objet des recherches de plusieurs anatomistes, et surtout du docteur J. Reid. Je crois devoir renvoyer à l'ouvrage de ce dernier.

Pour l'œsophage, la fonction en est, je crois, double, diastaltique et péristaltique.

Le docteur J. Reid a trouvé que lorsqu'on fait avaler du persil à un lapin auquel on a préalablement coupé les nerfs pneumogastriques, ce persil restait en grande partie dans l'œsophage.

Trente-cinquième expérience. — Ayant ainsi donné du persil à un lapin dont on avait divisé les nerfs pneumogastriques, je l'ai tué et j'en ai séparé l'œsophage que j'ai mis sur une table pour le bien observer. J'ai vu que par un mouvement péristaltique, le persil était chassé lentement de cet organe de la déglutition.

Enfin il y a au cardia, comme aux autres sphincters, une vraie fonction de *relâchement*. Cette fonction s'observe sous les influences de la déglutition et du vomissement.

On a beau faire peser sur l'abdomen en se penchant en avant, tout le haut du corps, rien ne sortira de l'estomac, tant l'action du cardia est énergique. Mais si, dans cette position, on touche l'arrière-bouche, ce sphincter se relâche tout de suite, et le vomissement a lieu.

LA PARTURITION.

J'ai dû passer en revue les faits nombreux qui s'observent au larynx, au pharynx, au cou, région si complexe au point de vue anatomique, et qui est le siége d'actes remarquables se rapportant soit aux émotions, soit au principe excito-moteur.

On observe, spécialement dans cette région, la connexion de la moelle allongée avec mille phénomènes physiologiques et pathologiques. On pourrait dire qu'une seconde moelle allongée se trouve plus bas, liée avec des phénomènes semblables, seulement un peu moins essentiels. La première domine les fonctions de la vie de l'individu, la seconde les fonctions du maintien de l'espèce.

Les fonctions de la reproduction, dans les deux sexes, sont des actes diastaltiques d'ingestion et d'expulsion.

Je ne traiterai pas du coït. On sait que cet acte, de part et d'autre, est un acte d'émission et de conception, ou d'égestion et d'ingestion.

Mais je dois dire très expressément que toute l'*obstétrique* dépend du même principe excito-moteur.

Les ovaires, l'utérus et les mamelles sont les trois parties d'un même système qui s'influencent réciproquement.

Je renverrai ici à l'ouvrage du docteur Tyler

Smith, ouvrage entrepris et rédigé d'après mes conseils On y voit que tout l'art obstétrical comme toutes les fonctions de l'enfantement car elles sont complexes, roule sur les principes des actes excito-moteurs diastaltiques.

Je dirai seulement que la condition des ovaires la condition des mamelles, influent évidemment sur la conception ; que les conditions de la vessie et du rectum influent sur la grossesse, et que tout cela est basé sur des principes d'action diastaltique.

Il n'est pas moins vrai que l'agent physique qui exerce le plus d'énergie sur les fonctions diastaltiques dont j'ai traité déjà, a la plus grande influence sur les actions de l'utérus Rien ne produit plus sûrement l'avortement que des douches ou des injections d'eau froide. Nul remède n'a, plus que ces mêmes douches et injections, une plus grande efficacité contre l'inertie de l'utérus, et par conséquent contre certains retardements d'accouchement et contre certaines hémorrhagies.

Il est encore à déterminer dans quel degré les mouvements de l'utérus ou de ses appendices peuvent être, comme d'autres organes tubulés, de nature péristaltique.

PHYSIOLOGIE DE LA MOELLE ÉPINIÈRE.

J'ajouterai quelques mots sur la physiologie de la moelle épinière.

La moelle allongée et la moelle épinière forment la partie centrale dans tous les actes diastaltiques.

Elles sont l'intermédiaire entre le cerveau et les muscles dans tous les actes volontaires.

Elles sont aussi partie centrale du sous-système ganglionnaire.

Sont-elles le point de départ de quelques fonctions? C'est là une question difficile.

Lorsque l'influence de la volonté est soustraite par le sommeil, la paupière se ferme (je l'ai déjà dit) en raison de la force du sujet. Est-ce un acte centrique, originaire de la moelle?

Lorsque l'influence de la volonté est soustraite par une hémiplégie. la main paralytique est contractée et fermée symétriquement, et le bras est attiré près du côté malade, surtout pendant le sommeil. Sont-ce des effets de contraction sous l'influence de la moelle et d'origine centrique?

Le cerveau a ses périodicités de sommeil ou de repos, et de réveil ou d'activité. La moelle ne dort jamais; son énergie est perpétuelle. Cette énergie suppose-t-elle des excitations aussi constantes, ou est-elle d'origine centrique et produite par le contact du sang?

Trente-sixième expérience. — J'ai pris deux lapins ; j'ai séparé la tête à l'un, j'ai séparé la tête et enlevé la moelle épinière à l'autre : le premier était, pour ainsi dire, bien plus élastique que le second.

Cette tonicité est-elle l'effet d'excitation de l'air extérieur, par exemple, ou d'une énergie centrique d'origine?

Cette expérience a besoin d'être refaite. Il faudra enlever le cerveau, et le cerveau et la moelle, également sans choc, le canal rachidien étant également ouvert dans les deux lapins. Il faudra aussi exclure l'action de l'air sur la peau.

L'influence de l'air sur la surface cutanée est démontrée par un fait journalier. Le cheval à poils longs, faible et incapable de travailler, devient fort et actif lorsqu'on lui a mis la peau presque à nu.

DES NERFS RÉFLEXES.

Les nerfs réflexes n'ont pas d'énergie par eux-mêmes pendant la vie et dans l'état de santé.

Ils portent les ordres de la volonté et les effets des excitants du système diastaltique jusqu'aux muscles. Mais ils ne donnent naissance à aucun mouvement.

Cependant ils sont doués du principe excito-moteur.

Ce fait donne lieu à penser *comment* ce principe agit dans les actes volontaires et excités.

C'est dans la *pathologie* que les nerfs centrifuges et réflexes, comme la moelle épinière, deviennent des *sources* de mouvements, de contractions, de paralysies, etc., phénomènes qui se voient surtout sur le nerf facial où une tumeur, où le froid peuvent produire des spasmes ou bien des paralysies.

DES SYMPATHIES.

On ne peut guère appeler les mouvements diastaltiques des mouvements sympathiques, quoiqu'il y en ait parmi eux qui méritent cette épithète.

La solidarité qui existe entre les ovaires, l'utérus et les mamelles, et *vice versâ*, est de ce nombre.

Lorsque l'enfant excite le mamelon pour la première fois, il y a contraction de l'utérus. C'est une action diastaltique.

Lorsque la conception a eu lieu, il y a excitation de la mamelle et sécrétion du lait. C'est une action différente, ganglionnaire, et si c'est une action diastaltique, c'en est une bien différente de la première.

Le fait de l'anatomie des arcs nerveux diastaltiques déjà décrits est on ne peut plus clair. Mais ici il est question du nerf ganglionnaire, et il faut se demander dans quel degré ce nerf peut agir comme nerf diastaltique ou nerf des actions réflexes, centripète ou centrifuge.

Il existe des malades chez lesquels l'état d'acidité de l'estomac produit des irrégularités dans les mouvements du cœur, irrégularités qui disparaissent bientôt lorsqu'ils avalent 25 grains de bicarbonate de potasse délayés dans quelques onces d'eau pure. Il y a donc sympathie, et sympathie d'action, entre l'estomac et le cœur.

Par quelle voie nerveuse s'opère ce rapport? N'est-ce pas par les nerfs pneumogastriques, la moelle épinière et le nerf grand sympathique? Mais l'on s'aperçoit tout de suite qu'il y a une grande différence entre cette explication pathologique et la théorie des actions réflexes qui nous a occupés.

L'action de l'iris, des deux iris, la sécrétion augmentée des larmes dans plusieurs circonstances, nous offrent d'autres exemples de phénomènes dont l'explication n'a pas la lucidité de celle des actions diastaltiques ou réflexes par le centre spinal et des nerfs incidents et réflexes.

Beaucoup d'actions dites sympathiques sont l'effet d'émotions, de passions, de causes morales. J'en ai déjà parlé.

Souvent les enchaînements de causes à effets sont plus longs, et des causes morales mènent à des actions réflexes. Le flux de la salive est augmenté par l'idée des aliments savoureux, et la déglutition est une conséquence un peu plus éloignée.

Enfin il y a, à ce sujet, encore un travail à faire.

Je n'ai qu'à répéter qu'il n'y a pas de vraie action diastaltique *cérébrale*. Ce centre nerveux ne possède pas le principe excito-moteur des actes et actions diastaltiques ; et les faits qui ont été regardés comme des actions réflexes, sont en réalité de nature tout à fait différente.

Je suis bien loin d'appeler action diastaltique tout ce que les auteurs, et surtout Prochaska, nomment action réflexe, ou de regarder les actions diastaltiques comme « *impressionum sensoriarum in motorias reflexio.* »

CHAPITRE V.

DE LA PATHOLOGIE DU SYSTÈME SPINAL

ET SPÉCIALEMENT

DE L'ÉPILEPSIE.

---

§ 1. — État spasmodique.

Origine et trajet du nerf incident ; centre spinal ; trajet réflexe et terminaison des nerfs dans les muscles : voilà les *cinq* éléments de chaque arc nerveux diastaltique.

Chaque point de cet arc peut être le point de départ d'une maladie du système spinal.

Le plus ordinairement ce sont les nerfs d'origine et le centre même des arcs spinaux diastaltiques, qui sont les points de départ des maladies de ce système. On a des exemples du premier fait dans quelques cas de laryngisme, dans le ténesme, dans la strangurie, où ce sont

les origines des nerfs incidents qui sont affe
tées. Une tumeur nous offre l'exemple le pl
remarquable du second.

Un principe excito-moteur, le *vis nervosa*
Haller, règne dans tout ce système. Ce pri
cipe excito-moteur peut être normal, augmen
ou diminué. Quelle est sa condition dans u
maladie donnée?

Les actions excitées de ce principe peuve
influer sur les autres tissus ; sur les veines,
capillaires ; sur les organes d'où partent c
veines et dans lesquels ces capillaires circulen
d'où des congestions, des ecchymoses, etc.

Le principe excito-moteur lui-même pe
subir des changements de condition par s
action même : en effet, la condition de ce pr
cipe n'est pas la même *après* une action qu'a
paravant ; chaque action le diminue, l'épuis
et cet effet peut aller et même va souvent ju
qu'à la mort.

C'est principalement par l'épuisement
principe excito-moteur que le tétanos, l'hyd
phobie sont mortels ; et cela arrive dans certai
cas d'épilepsie.

Je reviendrai sur ce point que je mettrai
évidence au moyen d'expériences avec la st

chnine; dans le strychnisme les actions excitées tuent, leur éloignement guérit.

Que d'objets nouveaux d'étude!

Le système spinal diastaltique semble avoir une prédilection pour les muscles du *cou*, et surtout pour ceux du *larynx;* d'où dérivent des conditions que j'ai appelées *trachélisme* et *laryngisme*. La première de ces conditions produit souvent les congestions de la tête et de l'encéphale; la seconde donne lieu à ces congestions d'une manière bien plus formidable encore et y ajoute l'asphyxie.

Le laryngisme est terrible de mille manières, en compromettant l'intelligence ou la vie; la trachéotomie est le moyen préventif de ces effets.

§ 2. — État paralytique.

De la congestion de l'encéphale dont je viens de parler, dérivent des états paralytiques : la moelle allongée, comprimée par contre-pression, est paralysée avec les nerfs qui s'y rendent et qui en dérivent; surtout le récurrent, le pneumogastrique, etc. D'où résultent un *laryngisme* et un bronchisme paralytiques, et l'asphyxie laryngienne et bronchique : c'est encore la trachéotomie qui remédie au premier de ces états

DE L'ÉPILEPSIE.

Je choisis, comme exemple de la pathologie du système spinal diastaltique, cette maladie parce que j'ai consacré à son étude plusieurs années de ma vie.

Je ne crois pouvoir mieux faire que de cite d'abord les observations que j'ai communiquée à l'Académie des sciences de Paris, observation imprimées dans les *Comptes rendus* de 1851 e 1852.

En 1851, j'ai écrit (1) : Esquirol a dit : « Le » symptômes de l'épilepsie sont tellement ex » traordinaires, *tellement au-dessus de tout* » *explication physiologique ;* les causes de cett » maladie sont tellement inconnues, que le » anciens ont cru qu'elle dépendait du courrou » des dieux (2). »

Néanmoins je crois avoir réussi, par le moye du système nerveux diastaltique, à éclaircir

(1) *Comptes rendus de l'Académie des sciences*, 2 jui 1851, p. 832.

(2) *Des maladies mentales*, t. I, p. 274.

à un certain degré, cette grande question de science médicale. Je crois avoir établi, dans les cas d'épilepsie d'origine inorganique, que les émotions ou les passions, les irritations gastrique, entérique, utérine, etc., agissent, les premières d'une manière directe, les secondes d'une manière réflexe ou diastaltique sur les muscles du cou, et y produisent, entre autres effets: 1° la compression des veines; 2° l'occlusion de la glotte; 3° la protrusion et la morsure de la langue, etc.; symptômes que je désigne par le mot *trachélisme* (de τράχηλος, le cou).

Tous ces effets sont manifestes à l'œil de l'observateur.

Or, avec la compression des veines, s'associent le teint pourpré de la figure, l'engorgement de l'encéphale, la manifestation des symptômes cérébraux, — les vertiges, l'oubli, le *petit mal* enfin; et, avec l'occlusion plus ou moins complète de la glotte, s'associent des symptômes spinaux, — les convulsions générales surtout, phénomènes qui constituent le *haut mal*.

Les contractions spasmodiques des muscles du cou, de la glotte, de la langue et de la mâchoire inférieure, ne diffèrent que par leur siége et par la spécialité et la gravité de leurs effets. Si ces contractions sont restreintes au cou, ces effets ne sont, comme je viens de le dire, que des symptômes cérébraux ; étendues à la glotte, elles produisent l'occlusion de cet organe, d'où résultent des efforts violents de respiration, efforts d'*expiration* surtout, suivis immédiatement de convulsions générales.

Cette occlusion de la glotte est-elle essentielle au développement de la convulsion, de cette convulsion qui ébranle le cerveau, comme nous l'observons dans tous les cas graves de cette maladie? Je le crois. Il se peut qu'il y ait des affections spasmodiques, hystériques, etc., qui aillent même jusqu'au tétanos. Mais si la glotte n'est pas fermée, il n'y a pas de vraie convulsion. Donc, si l'on pratiquait l'opération de la trachéotomie, il ne pourrait y avoir épilepsie forte, ou autre forme de convulsion générale. Il ne pourrait y avoir que le *petit mal*.

J'ai attendu bien longtemps l'occasion de mettre cette opinion à l'épreuve de l'expérience; enfin, cette occasion s'est présentée. Un jeune homme de vingt-quatre ans, qui avait éprouvé des attaques d'épilepsie tous les deux jours pendant bien longtemps, restait, après des accès de ce genre, affecté d'une stupeur si profonde, si stertoreuse, et si apoplectique, qu'il paraissait près d'y succomber. Un de mes amis, M. Cane, d'Uxbridge, auquel j'avais communiqué mes idées sur ce sujet, lui a fait l'opération de la trachéotomie, avec le double but de l'arracher à un danger présent, et de prévenir à l'avenir des accès d'épilepsie. Le malade a bientôt repris ses facultés intellectuelles, et pendant deux mois il n'a pas éprouvé une seule attaque d'épilepsie. Ma prédiction a été réalisée.

Cette observation, il faut en convenir, est unique, et ne suffit pas pour établir une conclusion générale aussi importante que celle-ci : « La trachéotomie préserve des attaques de » *convulsions générales* épileptiques, puerpé- » rales ou autres. » Il faut du temps et un grand nombre d'observations pour fournir la preuve d'une vérité si importante. Mais, telle qu'elle est, je crois et j'espère que les physiologistes et les médecins ne manqueront pas d'y attacher un certain prix.

Il paraît sans doute au premier abord qu'il ne peut y avoir que des rapports bien éloignés entre la trachéotomie et un moyen de prévenir des convulsions générales ; mais je crois en avoir démontré la liaison, et par la théorie, e par l'observation. Ce n'est cependant encor qu'une *proposition*. Les autres idées que je vien d'émettre sur la théorie de l'épilepsie reposen sur des observations bien plus nombreuses.

Un nouveau cas de succès du traitemen de l'épilepsie par la trachéotomie s'est pré senté (1).

Le malade éprouvait des accès affreux e presque journaliers depuis vingt ans; il étai devenu blême et maigre, avait perdu l'intelli gence, etc. L'opération a été faite il y a sep semaines. Il y a eu depuis cette époque des me naces d'accès, mais ces menaces ont entière ment avorté. Il n'y a plus eu d'accès propre ment dit.

Cette épilepsie avait la forme de l'*épilepsi laryngée*, forme à laquelle la trachéotomie es appropriée et doit être limitée.

Voici la description d'un de ces accès donné par M. Mackarsie, de Clay-Cross, Chesterfield, à qui la médecine est redevable de ce fait important :

« L'accès est subit, et jette le malade avec

(1) *Comptes rendus de l'Académie des sciences*, 18 octobre 1852, p. 571.

» violence à terre; il y a, pendant quelques » minutes, des efforts infructueux pour res- » pirer; la respiration s'effectue enfin par des » inspirations striduleuses d'abord, puis libre- » ment, et l'accès finit; restent le coma, la perte » de mémoire, etc. Pendant l'accès, la figure » est fortement congestionnée, le cou tuméfié, » les veines gonflées. »

Depuis l'opération, je le répète, il n'y a point eu d'*accès*. Aussi le teint devient moins blafard, l'intelligence est déjà moins faible. « Je n'ai » jamais, dit M. Mackarsie, vu le malade paraître » si bien portant. »

Le malade qu'a traité M. Cane continue à être exempt d'attaques; il porte la canule depuis vingt mois.

Le malade de M. Mackarsie porte la canule depuis sept semaines.

L'opération faite par M. Cane a d'abord sauvé la vie, et a prévenu ensuite les accès; celle de M. Mackarsie prévient les accès et laisse se rétablir l'intelligence.

On a injustement critiqué ma proposition d'instituer la trachéotomie pour traiter l'épilepsie. Je répondrai par des faits. Il est vrai que ce traitement est bien héroïque, mais aussi la maladie qu'il s'agit de combattre est des plus rebelles et des plus redoutables.

En 1852, j'ajoute (1) : Dans les observations qui suivent, je sépare entièrement les cas d'épilepsie et d'apoplexie d'origine inorganique de ceux qui résultent de lésions organiques antérieures, soit récentes, soit déjà invétérées ou même congénitales. Ces épilepsies et apoplexies peuvent survenir à tous les âges, dans l'enfance, dans l'âge adulte ou déjà un peu avancé ; peuvent cesser entièrement, pour revenir à des intervalles variables et même prolongés de plusieurs années.

Il arrive des cas pour lesquels il est impossible d'abord de dire s'ils sont épileptiques ou apoplectiques, la question ne pouvant être décidée que par des événements ultérieurs ; ce qui m'autorise à dire, dès à présent, que ces deux maladies sont, en effet, identiques, et ne diffèrent que par le centre nerveux principalement affecté.

Je dois dire aussi que c'est dans ma clientèle particulière que j'ai puisé les faits récents et très nombreux qui font les bases des opinions

(1) *Comptes rendus de l'Académie des sciences*, 20 novembre 1852, p. 781.

que je vais émettre, et non dans les hôpitaux, où l'on ne rencontre guère que les maladies déjà organiques. C'est dans mon cabinet que j'ai pu réunir, probablement plus que tout autre, les cas particuliers de ce genre, et poursuivre leur étude spéciale.

Aussi les cas d'épilepsie ou d'apoplexie, dont il est question, peuvent constituer une maladie légère ou très grave ; peuvent cesser sans laisser aucun effet permanent, ou en laissant subsister le coma, la folie, la paralysie, la contracture, la démence, etc.

Je crois avoir fait un pas dans la recherche des maladies des centres nerveux en établissant ce premier diagnostic entre les accès d'origine inorganique et d'origine organique.

IDÉE DE L'ÉPILEPSIE ET DE L'APOPLEXIE D'ORIGINE INORGANIQUE.

L'épilepsie et l'apoplexie *simple* (selon l'expression d'Abercrombie, relative à la dernière de ces deux maladies), ou *paroxysmale*, c'est-à-dire d'origine inorganique, sont des actions directes ou réflexes diastaltiques des muscles du cou (*trachelismus*), du larynx (*laryngismus*) ou des deux, suivies de leurs effets sur la circulation veineuse de cette région et des centres nerveux.

Cette idée de l'épilepsie et de l'apoplexie doit être nouvelle, puisqu'elle découle de nos connaissances du système spinal diastaltique, nouvelles elles-mêmes. En effet, l'application du principe des actions diastaltiques à la physiologie date de vingt ans ; l'application de ce même principe à la pathologie date d'aujourd'hui.

DES CAUSES DE L'ÉPILEPSIE ET DE L'APOPLEXIE D'ORIGINE INORGANIQUE.

Les causes des accès de l'épilepsie ou de l'apoplexie d'origine inorganique se divisent principalement en deux catégories : 1° celles des émotions ou des causes morales, la colère, la frayeur, etc.; 2° celles des irritations physiques, la dentition, les aliments indigestes, les rétentions intestinales, les excitations utérines, etc.

Les premières agissent sur le système spinal diastaltique en ligne directe, c'est-à-dire depuis le siége des passions, à travers le centre spinal, sur les muscles. Ces actions pourraient être nommées *cata*-staltiques.

Les causes de la seconde catégorie agissent en ligne réflexe, *dia*-staltique.

Que ces actions catastaltiques et diastaltiques s'exercent principalement au cou et au larynx, nous en serons moins surpris si nous songeons à la distribution extraordinaire de nerfs, provenant de la moelle allongée, en cette région et à cet organe : il y a deux branches remarquables comme *descendantes*, une *récurrente* et une *accessoire*.

Les causes morales et les causes physiques, sur lesquelles j'ai attiré l'attention, sont également remarquables pour leur choix de cette même région et de ce même organe comme siéges de leur influence. Il est proverbial qu'on suffoque par le chagrin, par la colère. Mille fois j'ai vu et fait voir le trachélisme et le laryngisme comme effets des indigestions, des irritations utérines périodiques, etc. ; mille fois j'ai fait répéter, et même j'ai fait écrire des descriptions pleines d'intérêt aux malades qui ont été les sujets de ces mouvements de trachélisme et de laryngisme, en les associant avec les causes que je viens d'énumérer.

On sait que des causes morales et physiques, le dégoût, l'irritation de l'estomac, des intestins, font vomir par des actions diastaltiques nc moins spéciales et bien plus compliquées encor

Enfin, c'est par une observation bien so tenue, bien répétée et bien attestée, que je cro avoir établi ces faits.

DES ARCS NERVEUX DIASTALTIQUES DE L'ÉPILEPSIE ET DE L'APOPLEXIE INORGANIQUES.

Les causes de l'épilepsie et de l'apoplex d'origine inorganique agissent par des arcs ne veux diastaltiques bien distincts. Ce fait se très évident en parcourant le résumé suivant

I. Les émotions agissent par l'intermédiai de la moelle allongée et des nerfs *exodique* 1° le facial ; 2° le glosso-pharyngien ; 3° pneumogastrique ; 4° l'accessoire ; 5° l'hyp glosse.

II. Les irritations agissent par l'interm diaire des nerfs *eisodiques* et de la moel allongée. Ces nerfs eisodiques sont : 1° le trif cial ; 2° le pneumogastrique ; 3° les spinaux.

Les émotions ou causes morales agissent ligne directe, de l'encéphale par la moelle allo gée et par les nerfs exodiques.

Les irritations ou causes physiques agisse

par les nerfs eisodiques, la moelle allongée et les nerfs exodiques.

Selon les muscles ainsi excités à se contracter, c'est ou le trachélisme qui survient, ou le laryngisme, ou ces deux états pathologiques ensemble.

Je n'ai pas besoin de dire que ces phénomènes peuvent s'accompagner de la contraction d'autres muscles : dans le cas du trachélisme, ce sont les muscles de la figure, des membres, etc., avec toutes les combinaisons possibles ; dans le laryngisme, c'est souvent la convulsion générale.

DU TRACHÉLISME ET DU LARYNGISME SPASMODIQUES ET DE LEURS EFFETS.

Les actions que j'ai décrites sont toutes spasmodiques.

Le trachélisme prend souvent la forme du *torticolis*. Souvent la tête n'est pas tournée, mais seulement fixée et roide. Dans d'autres cas, le trachélisme est moins évident ; et dans l'apoplexie, il est même tout à fait latent et reconnu seulement par ses effets. Il est toujours de nature spasmodique, quelque obscur que ce puisse être.

Les veines sont comprimées par ce trach lisme, d'où résultent le gonflement et la purpu rescence du cou et de la figure. Dans les cas c le laryngisme s'ajoute au trachélisme, il y a d efforts infructueux de respiration, avec enflu et purpurescence augmentées, et même que quefois avec ecchymoses sur les tempes, l paupières, etc.

Tel est l'état des veines extérieures, tel e celui des veines de l'encéphale; d'où dérive tous les phénomènes cérébraux et spinaux l'épilepsie et de l'apoplexie, — le vertig l'oubli, le délire, la confusion d'esprit, d' dérivent les affections spasmodiques ou par lytiques les plus fugaces ou les plus terribl et les plus persistantes; — le petit mal, le ha mal, l'apoplexie et l'hémiplégie les plus forte

DE L'ÉPILEPSIE ET DE L'APOPLEXIE TRACHÉLIENNES.

J'ai vu bien des malades qui ne se so plaints que de sensations d'étranglement niveau du cou ou du larynx; quelquefois av vertiges ou étourdissements, quelquefois av contractions évidentes des muscles.

Il peut y avoir des actions spasmodiques des muscles des yeux, de la figure, etc.; paralysie passagère de la parole ou des doigts, etc., de sorte que le malade ne peut parler ni écrire. Le premier cas est l'épilepsie trachélienne, le second l'apoplexie trachélienne. Elles sont ordinairement paroxysmales et cessent tout à coup; ou, si elles sont mortelles, elles ne laissent pas de lésions appréciables à l'autopsie. M. Andral a écrit un beau chapitre sur les congestions cérébrales sans lésion organique, que je citerai plus tard.

DE L'ÉPILEPSIE ET DE L'APOPLEXIE LARYNGIENNES.

Quelquefois les effets spasmodiques du cou sont beaucoup plus graves ; ils ne sont pas limités au cou, et alors il y a laryngisme spasmodique, avec cri, dyspnée, apnée, efforts respiratoires, convulsions *générales*.

Dans l'un et l'autre cas, il survient du coma. Ce coma peut devenir grave à son tour, et alors il s'y joint le *stertor*, autre espèce de laryngisme qui s'appelle laryngisme paralytique.

Le laryngisme spasmodique, effet de l'irritation, s'accompagne d'excitation du nerf pneumogastrique, et il y a, dans bien des cas, palpitations, irritation de l'estomac, modificatio anormales de la bile et de l'urine; état qui du rapport avec ce qui s'observe dans l expériences où le pneumogastrique est exci par le galvanisme, etc.

Le laryngisme paralytique est l'effet de compression de la moelle allongée produite p la congestion de l'encéphale. Il ressemble au effets de la division du récurrent dans les bell expériences de Le Gallois.

Tandis que le laryngisme spasmodique s'a compagne d'excitation du nerf pneumogastriqu le laryngisme paralytique est associé avec l phénomènes qui suivent la section du tronc d ce nerf important : les bronches, les poumon l'estomac, sont frappés de paralysie; il y a d râles muqueux bronchiaux, sans toux, il y distension de l'estomac par des gaz, etc. Ce suj demande de nouvelles expériences et de nou velles observations.

Ainsi, c'est par l'occlusion du larynx, qu l'apoplexie épileptique et l'apoplexie *simple*, o de congestion, sont mortelles. Il y a laryngism paralytique, *stertor*, coma augmenté, râle bron chique, asphyxie lente, et mort.

CONSÉQUENCES DES ATTAQUES D'ÉPILEPSIE ET D'APOPLEXIE.

Un accès épileptique est une surexcitation de la moelle allongée, centre des arcs diastaltiques nerveux ; il s'ensuit un état d'épuisement nerveux; ensuite une réaction qui va à l'excès, et produit la susceptibilité à de nouvelles attaques. Il arrive d'ordinaire qu'une fois épileptique, le malade l'est pour longtemps, et même quelquefois pour toujours.

Cet état peut se comparer avec l'expérience de la décapitation de la grenouille : dans les premiers moments, il n'y a pas d'actions diastaltiques ; bientôt ces actions reviennent ; plus tard, elles sont, en quelque sorte, plus vives que dans l'état naturel comme, il arrive dans le narcotisme.

Le plus souvent les attaques d'épilepsie et d'apoplexie simples finissent par le coma ; quelquefois il y a délire ou folie ; souvent paralysie ou spasmoparalysie; enfin, démence, paralysie générale, etc. Qui ne voit pas que ces cas sont plutôt différentes phases de la même maladie que des malades distinctes?

Enfin, une attaque d'épilepsie a souvent

lieu pendant la nuit, ou lorsque le malade est sorti de sa maison. Elle est alors cachée aux yeux de ses amis, souvent même de son médecin, et les effets, qui persistent, sont pris pour une encéphalite, un ramollissement, etc.

DU TRAITEMENT DE L'ÉPILEPSIE ET DE L'APOPLEXIE D'ORIGINE INORGANIQUE.

Jusqu'ici l'épilepsie a été regardée comme incompréhensible. Son traitement a donc été purement empirique.

Les causes du mal doivent être éloignées. Les états anormaux et morbifiques de l'estomac et des intestins doivent être corrigés. J'ai eu à me louer des bons effets d'apéritifs alcalins. L'excitabilité augmentée de la moelle allongée, produite par les attaques, doit être diminuée. Je crois m'être aperçu des bons effets de la jusquiame pour arriver à ce résultat. Lorsque les attaques ont été nombreuses et qu'elles ont donné lieu à l'état pâle et blême du teint, épileptique enfin, avec maigreur, faiblesses, etc., j'ai prescrit avec un grand succès, comme tonique spinal, un cinquantième de grain d'acétate de strychnine, trois fois par jour, pendant plusieurs mois. J'attache surtout de l'importance au régime du malade : je prescris l'exercice, une alimentation sévère, je surveille les excrétions, etc.

Je conclus de cette observation essentielle que les dangers de l'épilepsie et de l'apoplexie d'origine inorganique, toutes les fois qu'ils dépendent du laryngisme spasmodique ou paralytique, sont conjurés par la trachéotomie, moyen qui a évidemment cette valeur, ni plus, ni moins ; moyen qui a déjà sauvé la vie à deux malades, restauré l'intelligence, à un certain degré, à deux autres, et empêché le retour des accès d'épilepsie à deux d'entre eux. »

DE L'APOPLEXIE SIMPLE.

J'ai traité en même temps de l'*épilepsie* et de l'*apoplexie d'origine inorganique*. En effet, à en juger par l'observation, je crois que ces deux maladies sont bien analogues pour ne pas dire identiques.

L'apoplexie d'origine inorganique est surtout de forme *paroxysmale;* elle vient, cesse, revient, quelquefois sans laisser de traces ; elle s'associe avec les mêmes symptômes ; le malade peut succomber et ne présenter aucune lésion à l'autopsie. Je cite un paragraphe d'Abercrombie (1) :

« Dans plusieurs cas d'apoplexie, les malades se rétablissent promptement et complétement.

» On ne trouve quelquefois, à l'examen le plus attentif du corps de ceux qui ont péri par cette maladie, aucune trace de lésion encéphalique quelconque. »

C'est ici « l'apoplexie sans aucune apparence morbide, que, dit Abercrombie, je propose d'appeler *apoplexie simple.*

» Dans beaucoup de cas de *paralysie*, la lésion encéphalique a une étroite analogie avec celle qui constitue l'apoplexie simple.

» L'attaque peut disparaître promptement et entièrement. »

Il se peut qu'on « ne trouve sur le cadavre aucune altération apparente, ou seulement un épanchement séreux souvent peu considérable. »

Je crois devoir citer surtout un beau chapitre de la *Clinique médicale* de M. Andral (2), qui décrit plusieurs *formes* de cette maladie :

« Les observations qu'on vient de lire nous ont

(1) *Researches*, edit. 3, 1834, p. 203-205.

(2) *Clinique médicale*, Paris, 1840, t. V, p. 236-240.

montré les principales formes symptomatiques de l'hypérémie des hémisphères cérébraux. En rapprochant de ces cas peu nombreux, terminés par la mort, beaucoup d'autres cas du même genre, recueillis par nous, qui se sont terminés par la guérison, nous serons conduit à établir que la congestion cérébrale peut se traduire à nous par l'une des huit formes suivantes :

» La première forme est caractérisée surtout par des étourdissements. Ils ont une intensité plus ou moins grande ; les malades peuvent avoir en même temps de la céphalalgie, des éblouissements, des tintements d'oreille, des aberrations passagères de la vue, un embarras momentané de la parole, des fourmillements dans les membres, et quelquefois à la face. La figure est ordinairement colorée ; les yeux sont injectés ; le pouls est ordinairement peu fréquent et de force variable.

» Cet état peut ne durer que quelques instants ou quelques heures ; mais il peut aussi se prolonger pendant plusieurs mois, persister même pendant plusieurs années. Chez certains individus, il ne se montre qu'une fois ; chez d'autres, il reparaît à des intervalles plus ou moins éloignés. Nous avons vu un homme âgé de cinquante-neuf ans, qui, depuis une trentaine d'années, n'avait pas passé un seul jour sans avoir à différents degrés l'un ou l'autre des symptômes signalés dans le précédent paragraphe. Un autre les avait éprouvés depuis l'âge de trente ans, jusqu'à celui de trente-quatre. Il en avait été ensuite complétement débarrassé jusqu'à l'âge de quarante-huit ans, époque à laquelle il fut repris de violents étourdissements. Nous avons recueilli l'observation de plusieurs individus chez lesquels, tous les ans, à peu près dans le même mois, ces étourdissements reparaissaient. Chez quelques femmes, ils se montrent, d'une manière régulière, au retour de chaque époque menstruelle.

» Après que ces étourdissements ont duré plus ou moins longtemps, il peut arriver qu'ils acquièrent tout à coup assez d'intensité pour qu'ils se transforment en une perte subite de connaissance; mais celle-ci peut également survenir, sans avoir été précédée d'étourdissements. C'est cette perte instantanée de connaissance, avec ou sans étourdissements antécédents, qui caractérise la seconde forme de congestion cérébrale. Dans cette forme, les malades tombent par terre, privés subitement de toute intelligence, de tout sentiment et de tout mouvement; mais si l'on soulève leurs membres, ils ne retombent pas de leur propre poids, et quelques-uns le soutiennent en l'air. Il n'y a donc pas, à proprement parler, de paralysie. Ils peuvent rester dans cet état depuis quelques minutes jusqu'à vingt-quatre ou trente heures; puis ils reviennent à eux, et se rétablissent promptement, sans conserver aucune lésion du mouvement ou du sentiment. D'autres, après être revenus à eux, conservent, pendant quelques jours, un peu de gêne dans l'accomplissement de quelques-unes des fonctions de la vie de relation. Ainsi leur parole est embarrassée, ou leurs divers mouvements sont difficiles. »

C'est l'apoplexie paroxysmale.

« En même temps que les malades tombent sans connaissance, ils peuvent être frappés de paralysie, soit générale, soit bornée à un seul côté du corps. Voilà la troisième forme de congestion cérébrale. Mais presque en même temps que se dissipe la perte de connaissance, on voit aussi disparaître la paralysie, de telle sorte qu'on ne saurait admettre qu'il y eût dans ce cas hémorrhagie cérébrale. Les observations que nous avons citées démontrent d'ailleurs la possibilité de cette paralysie, sans qu'aucun épancheme de sang ait eu lieu dans le cerveau. »

C'est la paralysie paroxysmale.

« Au lieu d'une suspension générale ou pa tielle de la motilité, cette fonction peut s'acco plir d'une manière irrégulière, désordonné sans participation de la volonté. Alors, en mê temps qu'il y a perte de connaissance, on c serve, soit différents mouvements convulsi soit la contraction permanente d'un certa nombre de muscles; tous ces accidents dure tout au plus quelques heures, puis ils dispara sent sans laisser aucune trace. C'est là ce c constitue la quatrième forme de congesti cérébrale.

» Dans une cinquième forme, il n'y a pl perte de connaissance : c'est une paralysie c survient tout d'abord, tantôt limitée à quelq muscles de la face, tantôt étendue à tout un cô du corps. Cette paralysie disparaît très promp ment, peu d'heures souvent après avoir pris na sance; et dès lors il n'est pas présumable qu'e soit liée à une hémorrhagie ou à un ramoll sement. Notre observtion IVe prouve d'aille positivement le contraire. La marche de cette p ralysie fut bien remarquable dans le fait suiva

» Un homme de moyen âge, travaillant aux carrières des environs de Paris, est pris tout à coup, au moment où il finissait de dîner, d'un engourdissement de la main droite; une heure après, il ne peut plus imprimer le plus léger mouvement à tout le membre thoracique droit; il n'y ressent d'ailleurs aucune douleur : sa tête est exempte de souffrances. A cinq heures du soir, il ressent un fourmillement dans le pied droit; bientôt tout mouvement est également perdu dans le membre abdominal droit : il entre à l'hôpital Cochin. Le lendemain matin, à la visite, l'hémiplégie droite est complète; la sensibilité des membres paralysés est conservée; aucun mouvement ne peut être imprimé par le malade à la joue droite; et lorsqu'il parle, la commissure gauche des lèvres est entraînée en haut; la langue se tire droite; l'intelligence est intacte : le malade éprouve comme un engourdissement (c'est son expression) vers la région frontale. Une saignée d'une livre est pratiquée. Dans la journée, le malade peut faire exécuter quelques mouvements légers à ses membres droits. Le lendemain matin, il n'y a plus aucune trace de paralysie. Ce n'est point certainement ainsi que disparaissent les effets d'une hémorrhagie cérébrale, ou de toute lésion qui intéress un peu profondément la pulpe nerveuse.

» La sixième forme de congestion cérébral est caractérisée par l'apparition subite de mou vements convulsifs partiels ou généraux, san perte antécédente de connaissance. Ces mouve ments se dissipent promptement, sans laisser d trace à leur suite. Ils peuvent aussi surveni après que les individus ont éprouvé pendant plu ou moins longtemps des étourdissements, e ceux-ci peuvent leur survivre. »

C'est la convulsion paroxysmale. En quoi di fère-t-elle de l'épilepsie?

« Dans une septième forme, la congestion cé rébrale ne produit plus de coma; elle n'exerc plus d'influence notable sur les mouvements c'est ici l'intelligence qui est spécialement trou blée : on observe un délire violent accompagn d'un grand développement de forces muscula res. Le plus souvent, quelque temps avant l mort, le délire est remplacé par un état coma teux qui devient de plus en plus profond : ce pendant nous-même avons vu des cas dans les quels, jusqu'au moment de la mort, les malade conservaient une agitation extrême, et ne ces saient de parler et de vociférer. Le cas le plu remarquable de ce genre que nous avons observé est celui d'un homme de moyen âge qui, depuis plusieurs heures, poussait sans relâche des cris assez forts pour que le repos de toute la salle en fût troublé. Tout à coup on ne l'entend plus ; on s'approche de son lit : il était mort. La foudre ne l'aurait pas plus promptement frappé. A l'ouverture du corps, on ne trouva d'autre lésion qu'une injection très vive de la pulpe cérébrale. »

Ces mêmes symptômes se retrouvent identiques dans l'épilepsie. Ils sont, dans cette maladie, ni plus ni moins *paroxysmaux;* ils viennent, et ils cessent quelquefois *tout à fait* pour revenir encore.

Tous ces phénomènes, toutes ces phases des maladies apoplectiques et épileptoïdes se rencontrent principalement chez les malades de la clientèle particulière, et ne se trouvent pas dans les cas héréditaires, invétérés, avec les lésions organiques qu'on rencontre en général dans les hôpitaux.

Ces deux maladies ont deux caractères communs :

1° Elles viennent par paroxysmes, et peuvent cesser sans laisser aucun symptôme.

2° Elles peuvent se terminer par la mort, alors ne pas offrir de lésions organiques appr ciables.

Après ces citations d'Abercrombie et M. Andral, je crois devoir citer encore quelqu mots d'Esquirol (1) et de Leuret (2).

Le premier dit : « Avouons franchement q les travaux de l'anatomie pathologique n'or jusqu'ici, répandu aucune lumière sur le sié immédiat de l'épilepsie. »

Leuret dit la même chose pour la folie, q est si souvent d'origine épileptique : « S'il vrai que la folie dépende d'une altération l'encéphale, on ignore complétement en qu consiste cette altération. »

C'est que la condition de l'encéphale est, da les cas qui nous occupent, l'*effet* du paroxys apoplectoïde ou épileptoïde, et peut *ou* cess avec lui *ou* ne pas cesser, et alors il y a lési organique rendue évidente par des symptôn ou par l'autopsie.

Il y a donc apoplexie, paralysie, *folie* parox males; il y a apoplexie, paralysie, folie épile

(1) *Des maladies mentales*, t. I, p. 313.

(2) *Du traitement moral de la folie*, 1840, p. 7.

tiques. Sont-ce des phases différentes d'une même maladie, ou bien sont-ce deux ou plusieurs maladies? Sans vouloir imposer mon opinion, je puis ajouter ce tableau comme exprimant mes propres sentiments. Ainsi :

1. L'épilepsie,
2. L'apoplexie,
3. La paralysie,
4. La folie, peuvent n'être que différentes phases de la même maladie, et peuvent être :

I. *Paroxysmales*,	ou II. *Permanentes*.
1. D'origine inorganique ;	1. D'origine organique ;
2. De forme paroxysmale;	2. De forme permanente;
3. De peu de durée, avec retour à la santé parfaite ;	3. Avec des lésions organiques.
4. Mortelle, sans lésion appréciable ; ou	
5. Avec des lésions qui ne sont que des *effets*.	

DU TRACHÉLISME.

Lorsque l'influence du muscle élevateur de la paupière est soustraite pendant le sommeil, l'œil se ferme par l'action du muscle orbiculaire, antagoniste du premier; genre d'action spéciale qui n'a pas encore été signalé convenablement.

Lorsque l'influence des muscles droits de l'œil est soustraite dans la même circonstance, ou pendant un effort pour fermer l'œil, ou dans l'état de syncope, le globe oculaire est tiré en dedans et en haut ; fait parfaitement signalé par sir Ch. Bell.

Voilà un genre d'action bien distinct de tous les autres. Quelle place, quelle application a-t-il dans la physiologie? C'est encore la question que je me suis faite, il y a plus de vingt ans, pour les faits d'action réflexe et d'action directe.

Pendant le sommeil, la respiration devient d'ordinaire un peu bruyante; le même bruit se fait entendre dans l'état de *tension* de l'esprit bien profonde et bien soutenue. Je l'ai observé dans le graveur occupé à graver un tableau d'une grande finesse, etc. Il vient de l'état du larynx et du cou, lorsque l'influence de la volonté y est absente.

Lorsque l'esprit est fatigué, et que l'attention s'affaiblit et disparaît graduellement, une action semblable me semble se produire dans les muscles du cou, action qui détermine la compression des veines et des veinules de cette région; le cou se gonfle légèrement, la face et les yeux deviennent un peu rouges, et l'encéphale devient sans doute le siége d'une congestion, d'où dérive, je crois, le sommeil ; cet état est, pour ainsi dire, sous-apoplectique, et se reproduit par l'effet d'une ligature appliquée doucement au cou comme dans l'expérience suivante :

Trente-septième expérience. — J'ai mis à un chien un collet que j'ai pu serrer à volonté. Lorsque je suis arrivé à un certain degré de constriction, l'animal s'est tourné, comme les chiens ont l'habitude de le faire pour trouver une position commode, et s'est endormi, quelquefois en faisant un peu de bruit, et apparemment en rêvant.

Trente-huitième expérience. — Si je resserrais le collet davantage, l'animal souffrait au larynx, marchait et changeait de place, et avait le gosier plein d'écume, phénomène sous-épileptique.

J'ai porté mes expériences plus loin. Mais je reviens à celle dans laquelle j'ai fait dormir le chien en imitant, par une ligature bien douce, l'action que la soustraction de la volition détermine sur les veines et les veinules cervicales des muscles du cou.

C'est l'idée que je me suis formée de la cause du sommeil, état physiologique qu'on n'a pas jusqu'ici expliqué.

Mais il y a une expérience qui démontre d'une manière bien plus remarquable l'action des muscles du cou, lorsque celle de leurs antagonistes est soustraite. C'est l'expérience de M. Longet, dans laquelle il a divisé les parties musculaires et ligamenteuses de la nuque. Trois effets remarquables dérivent de cette division : 1° la tête s'infléchit fortement au-devant de la colonne cervicale ; 2° l'animal perd aussitôt l'équilibre, faiblit sur ses quatre membres, spécialement sur les postérieurs ; et, 3° pour toute lésion, il y a une congestion cérébrale des plus intenses (1).

Tout cela et d'autres phénomènes encore s'expliquent de la manière la plus évidente, par la *sur-action* des muscles de la partie antérieure du cou, lors de la soustraction de l'action antagoniste des muscles de la partie postérieure de cette région.

Si, après avoir divisé les muscles de la nuque on empêche la flexion du cou, par l'interposition de colliers de carton, les effets qui viennent d'être signalés ne se produisent pas. Il en est de même si, sans opérer cette division, on fléchit le cou par des liens extérieurs. Pour que le phénomène ait lieu, il faut la *sur-action de certains muscles* sur les veines et les veinules cervicales.

(1) *Mémoire sur l'équilibration*, etc.

Si, même sans qu'il y ait division des muscles de la nuque, les muscles de la partie antérieure du cou, *par leur action propre*, infléchissent très fortement la tête sur le sternum, il survient des phénomènes de congestion cérébrale. Cette expérience a été faite par M. Longet sur lui-même : « La face s'injecta, des étourdissements, des bruissements d'oreilles se manifestèrent, des battements incommodes survinrent dans les artères temporales. »

Des phénomènes semblables se présentent, lorsqu'on porte une cravate ou un collet trop serré, comme cela s'observe spécialement chez les soldats.

La strangulation produite par une corde serrée autour du cou produit l'apoplexie *instantanée;* il s'ensuit l'épilepsie.

Dans les apoplexies et les épilepsies, il y a souvent un trachélisme spasmodique, cause de la compression des veines cervicales.

Que de recherches à faire encore sur cette importante matière du trachélisme !

§ 3. — Du laryngisme dans l'épilepsie.

Je m'imagine une personne jeune encore et récemment devenue épileptique, éprouvant bien évidemment le laryngisme avec efforts expiratoires, et ses effets : teint pourpré, figure, cou, veines et capillaires gonflés, encéphale congestionné, stupeur consécutive, perte commençante d'intelligence et de mémoire.

Quel tableau déjà ! Et l'on sait que la fin sera une bizarrerie mentale s'approchant de la folie d'abord, et ensuite de l'idiotie.

Et pourtant, si le diagnostic est bien exact, la trachéotomie pourrait prévenir tous ces accidents ! Laisserai-je ainsi périr mon malade sans lui porter secours ?

Supposons maintenant un malade qui, à la suite d'accès épileptiques forts et répétés, reste dans un état de stupeur, de stertor (*laryngisme paralytique*), d'apoplexie (congestion cérébrale), d'asphyxie, de danger imminent pour la vie.

Dans ce cas encore, si le diagnostic est vrai (et il n'est pas difficile à établir), si cependant les bronches ne sont pas déjà obstruées de mucus, la trachéotomie peut sauver le malade.

Je le demande encore : laisserai-je périr ce malade?

Ce n'est pas assurément avec légèreté qu'on doit répondre à des questions si graves.

Il faut d'abord, par des observations bien laborieuses et bien consciencieuses, chercher dans quelle proportion le laryngisme survient chez les épileptiques, jusqu'à quel point ce laryngisme est la cause des autres symptômes; quels sont ces symptômes, quelle est leur gravité, etc. ?

Et, sachant que la trachéotomie est l'*équivalent* du laryngisme et de ses effets, il faut se demander, un malade étant donné, quel serait son état lorsqu'on lui aurait pratiqué la trachéotomie. Il y aurait épilepsie avortée. Mais que deviendrait l'épileptique dont on aurait ainsi fait avorter les accès?

C'est le moment encore de faire des travaux et non de la critique.

Je ne veux pas terminer ce paragraphe sans citer une observation du docteur Stokes de Dublin :

Chez un jeune homme, âgé de vingt ans, un peu de fromage s'était engagé dans le larynx ; il survint des accès d'asphyxie effrayante, et la trachéotomie fut faite : le corps étranger sor par l'ouverture de la plaie, et le malade trouva tout à coup soulagé.

Quatre semaines après survint un accès se blable à l'épilepsie.

Pendant trois mois, ces accès revinrent p sieurs fois, puis ils cessèrent.

Voici l'épilepsie tout entière produite par laryngisme.

On sait que dans les cas les plus graves de coqueluche, il survient des accès de convulsic épileptoïdes.

Voilà tout ce qui est nécessaire pour prouv le rapport du laryngisme et de la convulsi *générale*.

On conçoit qu'une cause d'épilepsie peut pı duire tous les accidents convulsifs possib dans les diverses parties du système musc laire, sans l'intermédiaire du laryngisme. Mai a-t-il dans ces cas convulsion *générale?* Or, da le laryngisme, sans autre cause, il est cert que la convulsion peut avoir lieu.

Il reste ces questions : Le laryngisme est *essentiel* à la convulsion *générale?* Dans les c de convulsion générale, quel serait l'effet de l' vortement du laryngisme par la trachéotomie

§ 4. — De la trachéotomie dans le laryngisme.

La trachéotomie est l'*équivalent* du laryngisme et de ses effets.

Excepté dans le cas où l'on espère extraire quelque objet inspiré par le larynx et restant dans la trachée, c'est toujours contre le laryngisme et ses effets qu'on pratique la trachéotomie.

Dans le cas de M. Brunel, qui avait aspiré une pièce d'or (un demi-souverain anglais), le but pour lequel on a pratiqué la trachéotomie n'a pas été atteint, car le corps étranger n'a pas été directement extrait; mais on a prévenu le danger du laryngisme et de ses effets, et l'on a pu proposer de mettre le malade la tête en bas pour favoriser la chute de la pièce de monnaie dans la bouche sans craindre les effets du laryngisme, effets qui, avant l'opération dans les mêmes circonstances, avaient paru compromettre la vie.

Dans la laryngite couenneuse, c'est la même chose. On ne cherche pas à guérir la laryngite par la trachéotomie; on songe à éloigner les effets dangereux du laryngisme et à se donner le temps pour un traitement curatif.

Les circonstances sont identiques dans le ca de suffocation.

Enfin c'est un principe général : ce n'est nullement pour *guérir* un malade, à une exceptio près, qu'on propose la trachéotomie, mais bien encore une fois, pour éloigner les dangers d laryngisme et de ses effets, et surtout pour s procurer le temps pour un traitement efficac sous d'autres rapports.

Qui donc a pu songer à la guérison de l'épilepsie par la trachéotomie? Et pourquoi persiste à m'attribuer une idée qui ne m'appartient pas et qui n'est rien moins qu'absurde?

Je me suis expliqué à ce sujet au paragraph précédent, quant à l'épilepsie. Je me suis asse garanti de cette imputation pour ceux qui son de bonne foi.

Avant de dire quelques mots sur la trachéotomie même, je dirai que cette opération pourr prévenir les dangers du laryngisme, dans plusieurs autres maladies, telles que l'hydrophobie le tétanos, le strychnisme, le narcotisme, l'apoplexie simple; dans les cas, en un mot, dan lesquels il y a laryngisme, spasmodisme o paralytisme.

Quant à l'opération, je l'ai réduite à une très grande simplicité ; je propose de se servir d'une paire de ciseaux dont on aura affilé les extrémités (figure 1) ; de diviser les téguments, de pénétrer dans la trachée-artère, d'écarter les extrémités de l'instrument, afin de permettre de séparer les deux pointes faisant ouverture, et, ainsi, de distendre les tissus ; enfin l'introduction d'une *cage* de fil d'argent, de la *forme* des canules ordinaires. Cette cage permet qu'on la comprime pour l'introduire, pour la sortir afin de la nettoyer, et pour la réappliquer.

Voici les figures de ces petits instruments:

Fig. 1.

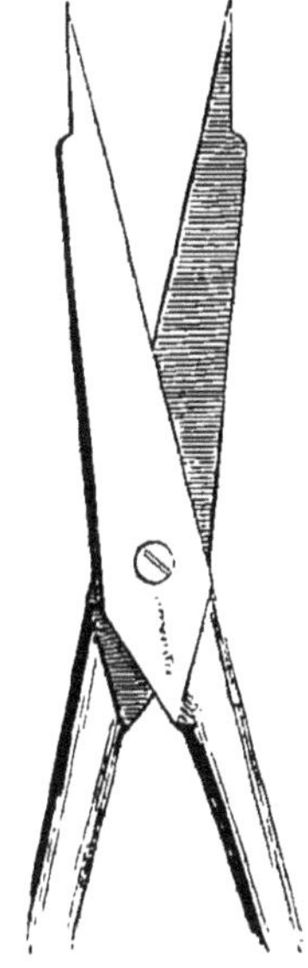

Fig. 2.

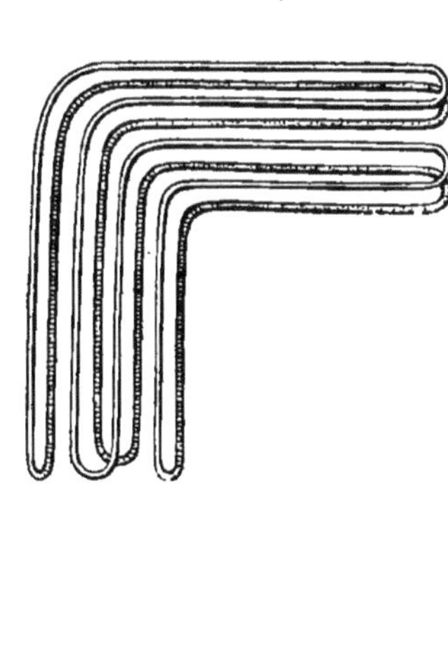

Cette cage peut être portée sans beaucou d'incommodité. Le malade la retire et la repla seul; il porte une défense de gaze de fil q ressemble à une cravate.

Qui pourra maintenant comparer ce procé opératoire si simple avec la perte de l'intel gence d'un côté, de l'autre côté avec le dang pour la vie? Et ce n'est que dans ces deux ca et seulement lorsqu'il reste de l'espoir, que j' propose l'adoption.

TRAITEMENT DE L'ÉPILEPSIE (*théorie*).

Les attaques d'épilepsie, comme toutes l actions directes ou réflexes du système spin sont toujours *excitées*.

C'est le grand et premier principe du trait ment de cette terrible maladie.

Pour éloigner les accès, il faut en éloign les causes, et cela de la manière et à un deg auxquels personne jusqu'ici n'a songé.

Le malade doit s'abandonner entièrement son traitement.

Le médecin doit rechercher les moyens d' carter à tout prix les causes excitantes.

Les émotions, les causes d'irritation ga trique, entérique, utérine, doivent être élo gnées, et pour obtenir ce résultat, comme dit si bien Hippocrate, le médecin, le malade, les parents, les assistants, tous doivent redoubler d'efforts sans relâche.

Une attaque d'épilepsie ne laisse pas le malade dans la condition où il était auparavant. Le premier effet se produit sur la moelle épinière ; le second, sur le cerveau.

Le principe excito-moteur de la moelle est épuisé d'abord ; une attaque garantit certains épileptiques d'autres attaques pendant un certain intervalle de temps.

Mais bientôt ce même principe reprend son énergie, qui devient graduellement excessive, et donne lieu à la répétition des attaques.

Pour éviter ces attaques, il faut agir de manière à prévenir l'état d'augmentation anormale de ce principe excito-moteur de la moelle. Cela s'accomplit de la manière la plus exacte par des exercices de promenade à propos et parfaitement réglés ; et tout cela systématiquement à un degré non tenté jusqu'ici.

Après un grand nombre d'attaques d'épilepsie, le malade éprouve un autre sort : le principe excito-moteur, épuisé par les accès, ne se rétablit pas ; et le malade reste dans un état d'épuisement nerveux qui n'exclut pas cependant une grande susceptibilité à avoir des accès nouveaux, état anormal dont je crois avoir trouvé le remède dans des doses minimes, mais répétées et entretenues pendant bien longtemps, de l'acétate de strychnine.

Ce médicament, dont l'action se fait tout spécialement sur la moelle épinière, est, comme l'alcool, stimulant ou tonique, selon son mode d'administration ; et comme les boissons alcooliques peuvent ou produire ou guérir le *delirium tremens*, la strychnine peut, sous certains rapports et dans de certaines limites, ou produire ou guérir l'état épileptique.

Le cerveau souffre de congestion pendant les accès d'épilepsie. Cette congestion est un effet, ou de la contraction des muscles du cou, qui produit alors la compression des veines de cette région ; ou bien (et elle est alors infiniment plus forte) elle est un effet de la constriction du larynx, accompagnée d'efforts expiratoires.

Cette congestion *se voit* dans l'état de ces veines qui « sont comme des cordes, » et dans la couleur de la face, de l'œil, de la langue, etc.

Elle dépend évidemment de la condition du cou ou du larynx et de la respiration.

Dans les cas de congestion du cerveau, je ne connais pas de remède plus important que l'inclinaison du corps maintenu à 60 degrés pendant le temps du sommeil.

TRAITEMENT DE L'ÉPILEPSIE (*pratique*).

L'épilepsie inorganique n'est pas incurable de sa nature, mais elle est bien difficile à guérir.

Les accès d'épilepsie sont tous, comme les actions directes ou réflexes de tout autre genre, *excités*.

Sans causes excitantes, il ne pourrait pas y avoir d'accès.

Le premier pas à faire est, par conséquent, d'éloigner toutes les causes excitantes; mais d'une manière absolue, d'une manière à laquelle on n'a pas encore même songé.

Mais les causes excitantes des accès sont liées si intimement avec notre mode de vivre journalier, qu'il est bien difficile de les éloigner toutes de la manière indiquée.

Je prie le lecteur de parcourir la partie de mon tableau qui traite des causes. Comment éviter toutes les causes d'*émotion*, toutes les causes d'*excitation?* Cependant il le faut; il faut l'essayer au moins et faire tous les sacrifices essentiels pour y arriver.

Pour éviter les causes morales, le malade doit s'éloigner des sociétés et habiter la campagne, en s'occupant du matin jusqu'au soir d'agriculture ou d'horticulture, occupations si bienfaisantes et si paisibles.

Pour éviter les causes d'excitation, et surtout les causes des excitations gastrique et entérique, il faut encore des soins incessants.

En première ligne, il faut placer la question des aliments. Ces aliments peuvent être tels qu'ils agissent en produisant un sentiment de bien-être, ou tels qu'ils excitent des aigreurs ou des gaz, de l'indigestion en un mot; dans ce second cas, ce sont des causes excitantes des accès. Eh bien! il faut éviter ces causes de la manière la plus absolue, et avec plus de soin encore qu'on ne l'a fait jusqu'ici.

En second lieu, il faut se préoccuper de l'état des intestins : les *scybala*, la constipation, la diarrhée, peuvent agir comme causes excitantes des accès. Il faut les éloigner absolument.

L'excitation inséparable des règles doit être adoucie par tous les moyens possibles.

Mais tout cela, comme je l'ai déjà dit, de la manière la plus absolue et la plus soutenue. Le malade doit s'abandonner entièrement à celui qui le traite suivant ces règles.

Souvent les matières indigestes *excitent*, de la part de l'estomac, une sécrétion d'acidité qui, en produisant des aigreurs, peut aussi exciter les accès d'épilepsie ; cet état, auquel on remédie d'ailleurs par le bicarbonate de potasse, n'en est pas moins fâcheux, et aurait dû être prévenu par le régime.

Je viens de lire ces mots, dans la lettre d'une mère qui soigne avec la plus grande sollicitude sa fille affectée d'épilepsie : « Je suis convaincue d'avoir éloigné les accès en donnant l'ipécacuanha. » En effet, ce remède éloigne souvent la cause excitante même de l'accès. Je crois aussi qu'il peut faire avorter l'attaque en la changeant en vomissement. Car le vomissement diffère de l'épilepsie principalement en ce que le *cardia* est ouvert dans le premier cas et fermé dans le second, d'où arrive la différence quant aux efforts expiratoires. Ceux-ci, en chassant le contenu de l'estomac dans le vomissement, perdent de leur force et de leurs effets morbifiques. Le larynx s'ouvre aussi à la fin des vomissements.

Pour la condition des intestins, il n'y a rien de plus important que les lavements abondants (trois livres d'eau douce tiède, ou un peu chaude), administrés tous les jours après une tasse de café léger. Souvent ils chassent des *scybala* dont l'existence ne saurait être autrement soupçonnée.

Pour les époques menstruelles, il faut les favoriser par une chaleur douce et le repos au lit, par une alimentation plus douce encore, par quelques lavements chauds, des fomentations extérieures, soir et matin, etc.

Mais je ne fais pas un traité de l'épilepsie, et j'ajouterai seulement que je crois avoir observé de bons résultats de l'administration de la jusquiame pour l'état de surexcitabilité laissé par les premiers accès d'épilepsie, et surtout de la strychnine à doses très minimes dans les cas où le malade, atteint depuis un long temps, est devenu blême, maigre, faible, et d'une susceptibilité extrême aux attaques. L'acétate de strychnine, à la dose d'un centième à un cinquantième de grain, se donne dans deux onces d'eau pure après les repas, trois fois par jour, pendant un temps proportionnel à la durée de la maladie, c'est-à-dire pendant des mois entiers ou même des années.

Je connais toutes les difficultés du régime que j'ai indiqué. Aussi ai-je commencé ce paragraphe en les signalant. Mais la gravité de la maladie exige un dévouement absolu et toutes les privations que j'impose. Et que faire autrement? Car pour les spécifiques, or, argent, cuivre, zinc, etc., c'est la pierre philosophale.

Je termine en répétant : la guérison de l'épilepsie est praticable, mais bien difficile.

DES PARALYSIES CÉRÉBRALE ET SPINALE.

De la division du système nerveux en trois systèmes, cérébral, spinal et ganglionnaire, découlent trois espèces de paralysies.

A cette occasion, je traiterai de l'irritabilité des muscles dans les paralysies cérébrale et spinale. L'état de l'irritabilité, lorsque l'influence du sous-système ganglionnaire est seule suspendue, est inconnu jusqu'ici ; et les autres caractères des paralysies ganglionnaires sont encore à observer.

J'ai tâché de produire, sur le même animal, des états paralytiques qui puissent se comparer entre eux, et ensuite de déterminer le degré d'irritabilité au moyen du courant galvanique.

Sur six grenouilles j'ai coupé la moelle ép
nière au-dessous de l'origine du plexus brachia
et j'ai reséqué une portion du nerf sciatiq
droit; puis j'ai constaté, soit immédiatemen
soit plusieurs jours, soit plusieurs semain
après, les phénomènes qui suivent :

1° Les extrémités antérieures seules éprou
vaient un mouvement spontané; les deux extr
mités inférieures restaient complétement imm
biles lorsque l'animal, placé sur le dos, faisa
d'inutiles efforts pour se retourner sur le ventr

2° Quoique entièrement paralysée du mouv
ment spontané, l'extrémité postérieure gauc
(celle qui était encore en rapport avec la moel
épinière) s'agitait énergiquement lorsqu'
touchait les orteils de ce côté avec une pince
disséquer ou avec les doigts.

3° L'extrêmité postérieure droite (celle
côté de laquelle on avait reséqué le nerf sci
tique) était entièrement paralysée et ne prése
tait aucun mouvement ni spontanément, ni so
l'influence d'un courant galvanique.

4° Quelques semaines après l'expérienc
lorsque l'irritabilité de l'extrémité postérieu
gauche se fut graduellement augmentée, l'irri
bilité musculaire de l'extrémité droite av

graduellement diminué. Ces phénomènes ont été observés l'animal étant dans de l'eau, au travers de laquelle nous fîmes passer, avec beaucoup de précaution, un léger courant galvanique.

On a répété ces expériences en France, sans en obtenir les mêmes résultats, les grenouilles étant mortes peu de temps après l'opération. Est-ce que l'espèce de grenouille, ou la saison, ou la manière d'expérimenter, ont été différentes? J'ai toujours expérimenté pendant l'hiver, lorsque la vie des batraciens est la plus tenace; j'ai toujours choisi la grenouille (*Rana temporaria*); j'ai simplement divisé la colonne vertébrale tout près des extrémités antérieures avec des ciseaux et d'un seul coup. J'ai gardé mes grenouilles dans un lieu froid, au milieu de mousse fraîche et bien humectée, que chaque jour j'ai changée après avoir fait mes observations. Je crois qu'elles auraient vécu, non pendant six semaines seulement, mais pendant six mois.

On a dit que j'aurais dû *reséquer* la moelle; mais mes résultats ont été on ne peut plus positifs et évidents; donc mon expérience a été efficace; et en reséquant la moelle, n'aurais-je pas tué l'animal?

Enfin, mes grenouilles ont été affectées d paralysie cérébrale d'une extrémité postérieur et de paralysie spinale de l'autre. De jour e jour une différence dans le degré d'irritabili de ces deux extrémités s'est manifestée. Le muscles, privés uniquement de l'influence d cerveau sont devenus *plus* irritables que ceu des membres antérieurs, et surtout que ceu dans lesquels l'influence de la moelle épiniè a été également soustraite, tandis que ceux- sont devenus *moins* irritables.

La question d'augmentation *positive* de l'irr tabilité des muscles frappés de paralysie cér brale n'est pas toujours facile à résoudre : l'ir ritabilité des muscles sains peut être épuisé par les actes de la volonté, celle des muscl paralysés restant simplement à l'état norma Toutefois il y a une *différence*, et cette diffé rence est un élément précieux de *diagnostic*.

Ainsi un courant galvanique faible peut serv à établir le diagnostic entre une paralysie céré brale et une paralysie spinale, comme je l'ai d il y a bien des années.

Je viens de lire avec intérêt les paragraphe qui suivent, écrits par M. O. Landry (1) :

(1) *Moniteur des hôpitaux*, 24 août 1855, p. 808.

« Je coupe toute l'épaisseur de la moelle sur un animal vivant, en deux, trois ou quatre segments, et l'on voit, non-seulement quelques minutes ou quelques heures après l'opération, mais aussi huit jours, quinze jours, un mois, *trois mois* après, que les fonctions de la moelle n'en ont été nullement modifiées, bien que chacun de ces segments soit resté isolé pendant tout ce laps de temps, et le soit encore au moment de l'autopsie. Les phénomènes sensitifs (?) *propres à la moelle*, sa puissance motrice, son action réflexe et aussi la faculté conductrice de la substance grise, persistent et s'exaltent dans tous ces tronçons séparés : *les muscles paralysés conservent même toute leur irritabilité*, et répondent aussi bien à l'excitation électrique que les muscles non paralysés. » (C'est la *paralysie cérébrale.*)

« Si, au lieu d'une simple section, nous écrasons la moelle dans une étendue considérable, de manière que, au-dessous de cette altération, se trouve encore un segment bien sain, le cordon rachidien se trouve ainsi divisé en trois portions : Une supérieure intacte, et en rapport avec le cerveau ; tout s'y passera comme dans l'état normal : Une intermédiaire, complétement

13.

détruite ; dans toutes les parties qu'elle innerv on ne trouve plus de mouvements réflexes, bientôt l'*irritabilité musculaire diminuera s'abolira.* » (C'est la *paralysie spinale.*) « Enfi dans le troisième segment, isolé du cerveau du reste de la moelle par un espace de plusieu centimètres, on constate la plus parfaite int grité fonctionnelle, une exaltation marquée d propriétés de ses diverses parties. L'*irritabili des muscles* auxquels elle envoie des ner reste normale. » (C'est encore et seuleme une *paralysie cérébrale.*) « L'action réflex la faculté motrice, etc., paraissent même ex gérées. »

Les effets des émotions et de la strychnin plus prononcés aux membres paralysés par cau cérébrale qu'aux muscles sains, confirment conclusion que les premiers ont une irritabili comparativement augmentée. C'est l'inver dans les paralysies spinales, parce que le siég des passions et le siége de l'influence de strychnine sont alors enlevés, en même tem que la source de l'irritabilité est tarie.

M. Fouquier a observé que les effets de noix vomique étaient plus marqués aux mem bres paralytiques qu'aux membres sains. Les c observés par ce médecin étaient sans aucun doute des cas de paralysies cérébrales.

Je ne puis, je crois, mieux faire que de reproduire ici deux communications que j'ai faites en 1851 et 1854 à l'Académie des sciences.

En 1851, j'écrivais (1) : Je viens de répéter, avec le plus grand soin, mes expériences sur l'état de l'irritabilité musculaire dans les diverses paralysies cérébrales et spinales, et j'ai l'honneur aujourd'hui de faire part à l'Académie des résultats que j'ai obtenus.

Je dois commencer par expliquer comment j'entends ces expressions *paralysies cérébrales* et *spinales*, car il se présente une première méprise relativement au sens que j'attache à ces termes.

En me servant de ces mots, je ne veux pas exprimer maladie du cerveau ou maladie de la moelle épinière; mais bien maladie ou cause, quelle qu'elle soit, qui prive les muscles de l'influence de ces organes respectivement.

Une paralysie cérébrale dépend ordinairement, mais non toujours, d'une maladie de

(1) *Comptes rendus de l'Académie des sciences*, 28 juin 1851, p. 80.

cerveau ; car une lésion très limitée de la moelle met toutes les parties au-dessous du point lésé dans l'état de paralysie cérébrale ; l'influence du cerveau en est interceptée.

Une paralysie spinale peut résulter ou d'une lésion de la moelle épinière, ou d'une lésion des nerfs qui en surviennent.

L'hémiplégie de la face (paralysie cérébrale) est l'effet d'une maladie du cerveau ; mais la paralysie du nerf facial, paralysie spinale, ou celle dans laquelle l'influence de la moelle épinière est interceptée, ne dérive pas d'une maladie de la moelle épinière, mais bien du nerf qui doit conduire l'influence de la moelle jusqu'aux muscles.

Paralysie cérébrale veut donc dire paralysie dans laquelle l'influence du cerveau est interceptée ; paralysie spinale veut dire paralysie dans laquelle l'influence de la moelle épinière est interceptée.

Ensuite il faut se décider sur le mode d'expérimentation qu'on doit suivre pour déterminer le degré d'irritabilité des muscles d'un membre quelconque. Or, comme les nerfs et les muscles d'une grenouille, par exemple, sont galvanoscopiques, le galvanisme peut, à son tour, servir de moyen pour déterminer le degré de l'excitabilité des nerfs et de l'irritabilité des muscles dans les circonstances diverses du règne et de l'économie animale. Pour cela, ne faut-il pas commencer par un galvanisme bien simple et en augmenter la force très graduellement? Le degré de cette force, nécessaire pour produire une manifestation de l'irritabilité musculaire, n'est-il pas la mesure, en sens inverse, de cette irritabilité? Si nous voulons établir le degré d'irritabilité des deux bras comparativement, ne faut-il pas commencer par le degré de galvanisme qui en affecte seulement le plus irritable, et s'élever jusqu'au degré qui en affecte le moins irritable? N'est-il pas, par conséquent très rationnel de se servir d'un appareil dont l'effet est à la fois le plus simple et le plus léger, tel que la machine de Cruikshank, et d'éviter les machines à courants intenses et rapidement répétés, telles que les machines électro-dynamiques?

Cela est si vrai, que ces diverses machines agissant sur des principes tout à fait divers, produisent des résultats absolument opposés. C'est même un fait des plus intéressants, sur lequel je dois m'arrêter un instant.

Ainsi, un degré de galvanisme faible et graduellement augmenté, est bien une mesure à prendre pour démontrer l'irritabilité musculaire. Mais si nous nous en servions sous une forme très intense, qu'est-ce qui en résulterait? Le degré de l'irritabilité de la fibre musculaire serait confondu dans la puissance de la masse des muscles. Ce ne serait plus le muscle le plus irritable, mais le muscle le plus gros et le plus fort, qui se contracterait le plus. Ce ne serait plus la démonstration de l'irritabilité, mais bien de la force brute des muscles, que nous obtiendrions.

Cette méprise est arrivée. Des expérimentateurs, tout en se proposant de répéter mes expériences, qui ont toujours été faites avec le courant galvanique le plus simple et le moins intense, se sont servis de machines électro-dynamiques, magnéto-électriques, etc. De là, confusion et contradiction absolues dans les résultats. Ils ont fait la démonstration, non pas de l'irritabilité, mais de la force massive des muscles.

De cette manière de procéder, il est arrivé un fait tout à fait remarquable. Ces messieurs ont été d'accord avec moi pour les paralysies spinales, mais en désaccord pour les maladies cérébrales. J'ai éprouvé une grande difficulté d'abord à expliquer ce fait singulier. Mais en voici enfin l'explication.

Les muscles des membres affectés de paralysie quelconque, étant moins bien nourris, deviennent plus faibles que ceux du membre sain. Or cette faiblesse est coïncidente avec le membre dont les muscles sont le plus irritables dans les paralysies cérébrales, et, au contraire, avec celui dont les muscles sont le moins irritables dans les paralysies spinales. Avec la machine à courant doux, nous déterminons la différence de l'irritabilité et de la fibre musculaire, et il y a différence entre les deux cas; mais avec la machine à courant intense et rapidement répété, nous agissons sur la force des muscles, et c'est toujours les muscles non paralysés qui en ont le plus.

Voilà donc la dissidence entre les expériences faites d'abord, et les répétitions inexactes, parfaitement expliquée.

J'explique de la même manière un autre fait. On a dit que la différence entre le degré de l'irritabilité des muscles des deux membres, dans des cas de paralysie cérébrale, est si légère, que l'on a de la peine à s'en apercevoir, c'est-à-dire que la machine magnéto-électrique ne la démontre guère. Je puis affirmer que le courant doux de la machine de Cruikshank la démontre parfaitement, et qu'elle n'est pas du tout légère.

On a dit que lorsqu'il y a des mouvements plus apparents dans le membre affecté de paralysie cérébrale que dans le bras sain, c'est un mouvement réflexe ou diastaltique. J'ai fait bien des expériences pour mettre cette idée à l'épreuve. Sans faire passer le courant galvanique par les bras, je l'ai fait passer par les nerfs incidents des mains seulement. Je ne sais ce qui arriverait avec le courant magnéto-électrique ; mais je puis assurer que cet effet ne s'est pas manifesté en se servant de la machine de Cruikshank.

Dans les derniers jours du mois de mai, j'ai galvanisé une petite fille affectée d'hémiplégie ; je lui ai fait mettre les deux mains également dans un bassin d'eau salée, et les deux pieds dans un autre ; j'ai fait passer un courant bien doux d'un de ces bassins à l'autre, en en augmentant très graduellement la force. Le bras affecté de paralysie a été mû bien avant le bras sain. De même pour les membres inférieurs, les muscles de la jambe paralysée se sont contractés très perceptiblement avec une bien moindre force galvanique que ceux de l'autre membre non paralysé : fait dont M. le docteur Lemercier a été témoin.

J'ai fait, il y a un mois, la même expérience sur un petit garçon qui, sans avoir de paralysie du bras, traînait péniblement la jambe droite; j'ai trouvé que le degré du courant galvanique qui faisait contracter les muscles sains ne produisait pas d'effet perceptible sur les muscles de la jambe affectée de paralysie.

Le premier fait est coïncident avec les phénomènes observés dans les cas d'hémiplégie de la face; le second, avec les phénomènes observés dans les cas de paralysie du nerf facial produite ou par le froid, ou par la division du nerf. Je peux faire la même observation relativement à d'autres cas indubitables de paralysies cérébrales et spinales, que je ne dois pas rapporter ici.

J'ai fait et répété ces expériences pendant bien des années, sur un bien grand nombre de sujets, devant beaucoup de témoins, et avec les précautions convenables. Je ne puis donc douter de l'exactitude de mes résultats. Or ces rés tats sont :

1° Qu'il y a des cas de paralysies où les m cles des membres affectés se contractent par moindre degré de l'influence galvanique que muscles de l'autre membre ;

2° Qu'il y a des cas de paralysies où le contr a lieu, où les muscles du membre sain sont p aisément affectés que ceux du membre paraly

3° Que ces cas sont, les uns des cas de pa lysies où c'est l'influence du cerveau, les au des cas où c'est l'influence de la moelle épini qui est interceptée ;

4° Qu'entre certaines limites, l'enlèvemen l'influence du cerveau conduit à une éléva comparative de l'irritabilité de la fibre mu laire, tandis que l'enlèvement de l'influenc la moelle épinière produit l'effet opposé ;

5° Que cette différence du degré d'irritab de la fibre musculaire dans les paralysies c brale et spinale devient à son tour diagnostiq

6° Que la machine à courant galvanique s ple et léger, qui fait valoir cette différence, p seule, à l'exclusion de toute machine à cou intense et rapidement répété, servir de mo de diagnostic.

J'ai fait voir que la paralysie, qui est un effet du poison du plomb, ressemble à la paralysie spinale, et que l'irritabilité de la fibre musculaire est diminuée.

Je dois faire remarquer ici que ces faits relatifs à l'irritabilité de la fibre musculaire dans les paralysies cérébrales sont parfaitement d'accord avec la théorie du degré inverse de l'excitabilité nerveuse et de l'irritabilité musculaire, et des stimulants, comme la respiration, la température, etc., dans l'économie animale. Lorsque le stimulus de la volition est enlevé, l'irritabilité reste comparativement plus élevée.

Mais la moelle épinière paraît être la source de l'excitabilité et de l'irritabilité, qui se trouvent ainsi nécessairement affaiblies, lorsque l'influence de cet organe est enlevée.

Pour ne laisser aucun doute sur le sujet de ce Mémoire, j'ai fait des expériences sur la grenouille. J'ai soustrait l'influence du cerveau dans une expérience, et celle de la moelle épinière dans une autre, et j'ai laissé vivre ces batraciens. J'y ai toujours observé la reproduction des phénomènes de la plus grande irritabilité comparative dans les membres soustraits à l'influence du cerveau, et la diminution de cette irritabilité dans les membres dépourvus c l'influence de la moelle épinière.

Dans ces dernières expériences, je me su servi, comme épreuve de l'irritabilité, d'un se arc galvanique de zinc et d'argent. Il est d nécessité d'employer des moyens de la forc convenable dans toute expérience de ce genre le stimulus doit être en raison inverse de l'irr tabilité. Plus grand, il dépasserait les limites d la physiologie. C'est pour cette raison que suis d'avis que les instruments électro-dyna miques sont peu convenables comme moyen thérapeutiques, ainsi que comme moyen diagno tic. Je serais porté plutôt à me servir d'instru ments de courant encore moins intense qu celui de la machine de Cruikshank.

Je dois ajouter que dans les recherches c diagnostic à l'aide du galvanisme, il faut aus tenir compte des états électrogéniques, effets c nos procédés, ce que personne n'a fait jusqu'ic Je me propose de traiter ce sujet dans une autr occasion.

J'ajoute en 1854 (1) : La physiologie des pa ralysies est encore à faire. Puisqu'il y a deu

(1) *Comptes rendus de l'Académie des sciences*, 4 décemb 1854, p. 1090.

principaux centres nerveux, le cerveau et la moelle épinière, il doit y avoir deux ordres spéciaux de paralysie : le premier où l'influence du cerveau, le second où l'influence de la moelle épinière est anéantie ou interceptée.

J'appelle *paralysie cérébrale* la paralysie dans laquelle l'influence du cerveau est interceptée, et *paralysie spinale*, la paralysie dans laquelle l'influence de la moelle épinière est interceptée. Cela ne veut pas dire qu'il y a maladie du cerveau ou de la moelle épinière dans ces cas respectivement; mais bien que l'influence de ces organes est, par quelque cause ou maladie que ce soit, annulée par rapport aux muscles des membres paralysés. L'hémiplégie produit ordinairement une paralysie cérébrale, mais aussi, dans les cas très forts, une paralysie spinale : tandis qu'une maladie limitée à un petit espace de la moelle épinière dorsale produit une paralysie cérébrale des membres inférieurs, l'influence de la partie de la moelle située en dessous du point malade continuant à s'exercer. De même une destruction d'une longueur considérable de la moelle épinière, ou anéantissement des fonctions de nerfs spinaux, produit une paralysie spinale.

Une paralysie cérébrale est donc une par lysie où les muscles sont privés de l'influence cerveau ; une paralysie spinale, une paraly où les muscles sont privés de l'influence de moelle épinière.

L'hémiplégie de la face est une paralysie cé brale ; la paralysie du nerf facial est une pa lysie spinale. Or, voici les caractères de deux espèces de paralysies :

Dans la paralysie cérébrale, l'influence de volonté est seule interrompue. Il n'y a plus d ces paralysies, lorsqu'elles sont complètes, mouvements volontaires : il reste toujours fonctions de la moelle allongée ou de la moe épinière. De sorte qu'il y a, dans ces différe cas :

1° Mouvements par émotion ;

2° Mouvements liés au bâillement, à la to etc. ;

3° Mouvements diastoliques ;

4° Contractions toniques symétriques de main ;

5° Augmentation comparative de l'irritabi hallérienne ;

6° Augmentation comparative de l'action la strychnine.

Dans les paralysies spinales, il n'y a rien de tout cela, et l'irritabilité hallérienne est comparativement moindre.

Je reviens sur le cas de l'hémiplégie. Ordinairement il y a, quelque temps après l'attaque, un certain degré d'amélioration ; il y a un peu de retour de la puissance volontaire. Il y a aussi existence des phénomènes que j'ai mentionnés ; mais, dans des cas plus rares, il n'y a pas d'amélioration ; ces phénomènes ne se montrent point, ou ils sont moins apparents. Alors la main et le bras ne sont pas affectés de contraction tonique, et l'irritabilité hallérienne n'est pas comparativement augmentée. On dirait que c'est une exception à la règle que je viens de poser. Il me paraît, au contraire, que le choc de l'accès a été assez fort pour détruire, pour ainsi dire, les puissances nerveuses du système spinal. Ainsi, lorsqu'on divise les centres nerveux entre le cerveau et la moelle allongée dans la grenouille, on suspend la puissance nerveuse, de manière à anéantir les mouvements diastoliques. Un choc plus fort les anéantirait complétement, comme le fait un coup de foudre. L'attaque d'hémiplégie produit le même effet absolument ; et dans le cas où il y a amélioration, c'est un exemple de paralysie cérébrale avec phénomènes spinaux; mais dans le cas où cette amélioration ne se montre pas, il n'y a pas de ces phénomènes, et tout en étant une maladie du cerveau, c'est bien, par l'intermédiaire du choc, une paralysie spinale : l'irritabilité en reste épuisée; les mains restent flasques et immobiles.

Tous ces phénomènes, à une exception près, sont des objets de pure observation, à l'exception de l'irritabilité. Pour mettre à l'épreuve cette fonction de la fibre musculaire, j'ai fait et j'ai répété avec les plus grandes précautions, à des intervalles variés, des expériences avec l'influence galvanique.

Je me suis servi, dans ces épreuves, d'un courant purement galvanique, des plus légers et des plus simples, provenant de la machine de Cruikshank; j'ai mis les mains paralysées, et non paralysées, par exemple, dans le même bassin d'eau pure et les pieds dans un autre, et j'ai bien observé lesquels étaient affectés par le moindre degré du galvanisme. Or, dans les membres affectés de paralysie cérébrale, c'est toujours le membre paralytique qui est le plus contractile par le galvanisme; et dans les cas de paralysie spinale, ce sont toujours les membres non paralytiques qui en sont les plus susceptibles.

J'ai tiré de ces expériences plusieurs conclusions qui me paraissent du plus haut intérêt pour le physiologiste et pour le médecin.

1° Il paraît que le cerveau, par ses actes de volition, tend à épuiser l'irritabilité des muscles;

2° Que la moelle épinière, au contraire, est la source de cette même irritabilité;

3° Que le courant galvanique peut servir de *diagnostic* entre les cas de paralysies cérébrales et ceux de paralysies spinales.

A l'appui de ces conclusions viennent les phénomènes que j'ai déjà énumérés, c'est-à-dire les effets de l'émotion, des bâillements; les mouvements diastoliques; les contractions toniques symétriques; l'effet de la strychnine, lorsque ce médicament est administré, etc.

Outre les paralysies cérébrales et spinales, il y a des affections nerveuses qui se lient avec la *moelle allongée* et les *nerfs pneumogastriques*, que je me propose de traiter à une autre occasion. Il restera encore à étudier les maladies du système ganglionnaire.

Restent enfin des paralysies bien obscures:

les paralysies *cum agitatione; cum spasmo;* les paralysies *e plumbo; e rheumatismo; ex hysteria; e dentitione*, etc. Il faut bien du travail pour se faire des idées bien nettes et bien exactes de toutes ces maladies : les émotions, l'irritation de la moelle épinière; l'action du poison, l'influence de la douleur, la soustraction de la volonté, l'effet du choc, tout y est à étudier.

Il y a encore beaucoup à faire pour la physiologie des paralysies. On a cru que je m'étais trompé relativement au degré d'irritabilité des muscles dans les paralysies cérébrales; c'est qu'on n'avait pas fait un diagnostic assez rigoureux, et qu'on n'avait pas employé une machine *galvanique à courant continu et faible*, de manière à bien déterminer le degré de l'irritabilité.

Les paralysies ganglionnaires portent, sur certains mouvements, sur la nutrition. Ici je rappelle les expériences de M. Magendie sur les effets de la division de la cinquième paire de nerfs sur l'œil. J'ai déjà dit que ce nerf est à la fois cérébral, spinal et ganglionnaire, et je traite, dans un précédent paragraphe, de la paralysie du nerf pneumogastrique. Dans quelques circonstances il y a transformation graisseuse de la fibre musculaire.

DES PARALYSIES DU NERF PNEUMOGASTRIQUE.

Dans les maladies du nerf pneumogastrique, je comprends celles qui affectent ce nerf et toutes ses anastomoses

Deux modes d'affection du nerf pneumogastrique se présentent à l'observation clinique:

1° Des affections d'excitation;

2° Des affections de paralysie.

Les premières s'observent dans diverses maladies spasmodiques de l'enfance et de l'âge adulte, les secondes dans les maladies apoplectiques ou paralytiques même simples, qui se rencontrent dans l'âge adulte principalement.

En effet, dans la maladie dite *laryngisme striduleux* des enfants, dans l'épilepsie, dans le tétanos et dans l'hydrophobie, le médecin observe les résultats de la surexcitation de toutes les branches du nerf pneumogastrique; tandis qu'il observe les effets de la paralysie de ce même nerf dans les apoplexies simples, dans cette apoplexie qui suit les accès épileptiques, dans les effets de l'alcool, dans le narcotisme, dans les circonstances de l'épuisement extrême.

Les phénomènes de la *surexcitation* sont bien

moins tranchés que ceux de la paralysie. Ils sont cependant très évidents lorsqu'ils ont leur siége au larynx, qui est souvent affecté de constriction plus ou moins complète ; d'où résultent des efforts d'expiration infructueux, des cris, des bruits sonores d'inspiration.

Et quels phénomènes remarquables des voies aériennes (larynx, bronches, cellules pulmonaires) que ceux de la coqueluche et de l'asthme dit spasmodique, affections du nerf pneumogastrique, qui demandent encore de nombreuses recherches expérimentales médico-physiologiques !

Rien de plus intéressant, en effet, que la reproduction des types des maladies par des expériences, et que l'étude de leurs phénomènes purs et sans complications. Rien ne serait plus intéressant qu'une physiologie exacte et éclairée par les faits cliniques.

Les phénomènes de la *paralysie* du nerf pneumogastrique se présentent à l'observateur bien plus souvent que sa surexcitation, sans que, pour cela, ils soient mieux reconnus dans la pratique. Ils se prêtent aussi plus facilement à la reproduction expérimentale.

Il arrive très ordinairement, après les accès

d'épilepsie violents et répétés ou prolongés, que le malade se trouve affecté de *stertor :* c'est la paralysie du nerf pneumogastrique récurrent par la congestion ou la compression de la moelle allongée. Très souvent il y a râle muqueux dans le trajet des bronches, presque *sans toux :* c'est la paralysie du nerf pneumogastrique pulmonaire. Enfin, l'estomac se remplit de gaz : c'est le résultat de la paralysie du nerf pneumogastrique stomacal.

Il est arrivé que des malades qui ont échappé à une asphyxie laryngée par la trachéotomie, ont succombé à une asphyxie bronchique, fait qui s'explique maintenant très facilement.

Tous ces faits cliniques se reproduisent de la manière la plus nette dans les expériences de la division des nerfs ou des branches des pneumogastriques. Je me bornerai, dans ce moment, à renvoyer à celles de Le Gallois. Plus tard, je me propose de répéter ces expériences comme *types* de la paralysie du nerf pneumogastrique, et de les bien observer pour découvrir les symptômes de cette maladie. Mais déjà on sait que le larynx, les bronches, l'estomac, participent aux effets de la paralysie de ce nerf.

Dans les apoplexies dites simples par Aber-

crombie, dans le narcotisme profond, dans l'ép
sement nerveux et vasculaire, on observe
mêmes effets, qu'il faut encore étudier.

DU STRYCHNISME.

Je reproduis ici deux Mémoires communiqu à l'Académie des sciences, l'un en 1847, l'au en 1853 (1). Il n'y a qu'un mot à change pour l'expression *tétanoïde*, je désirerais su stituer l'expression *épileptoïde*. Le strychnisn est, en effet, on ne peut plus épileptoïde, su tout chez les chiens. Il y a chez ces animau soumis à l'influence de la strychnine :

1° Surexcitabilité de la moelle épinière;

2° Accès épileptoïdes au moment de l'app cation de tout excitant moral ou physique;

3° Constriction du larynx pendant les acc avec efforts infructueux d'expiration;

4° Pendant ces efforts, dilatation de la p pille et coloration pourprée de la langue, eff apoplectoïdes, ou de congestion du cerveau;

5° Quelquefois, expulsion de l'urine et d gaz intestinaux, effets épileptoïdes;

(1) *Comptes rendus de l'Académie des sciences*, 14 j 1847, p. 1054, et 14 février 1853, p. 289.

6° Des contractions musculaires, donnant des formes variées au corps de l'animal, mais toujours produisant la protrusion des ongles ;

7° Enfin, diminution évidente des conditions décrites aux n° 3 et 4, sous l'influence de la *trachéotomie.*

8° Épuisement de l'excitabilité de la moelle épinière.

Voici un extrait du Mémoire de 1847 :

Trente-septième expérience. — J'ai mis une grenouille (*Rana temporaria*) dans une solution très faible d'acétate de strychnine, de manière à produire lentement l'état tétanoïde. Le premier phénomène a été le passage du mouvement volontaire à un spasme tétanoïde de tous les membres, accompagné d'une respiration forte et coassante. Cet état de spasme a bientôt cessé, et lorsque toute excitation extérieure a été écartée, les yeux sont redevenus proéminents, la respiration s'est faite normalement, les membres supérieurs et inférieurs étaient parfaitement souples et constamment fléchis.

La grenouille semblait éviter à dessein tout mouvement volontaire. Les mouvements de la respiration offraient quelquefois des signes d'un état tétanoïde, état qui était sans doute excité dans ce cas, comme dans le cas de mouveme volontaire, par le frottement de la peau cont la table ou contre la plaque de verre sur laque l'animal était posé ; car la moindre excitati extérieure, le léger contact d'une plume, le pl léger contact du doigt, la plus légère secous de la table ou du plancher, produisaient un ét de rigidité et de spasme tétanoïde ; les ye étaient retirés, la respiration suspendue, l membres affectés de roideur tétanique.

Trente-huitième expérience. — J'ai placé crapaud (*Bufo vulgaris*) dans une soluti d'acétate de strychnine faible. Il a fallu plus temps pour la production de l'état tétanoï pour ce crapaud que pour la grenouille ; ma alors les phénomènes ont été, à quelques ci constances près, les mêmes. Le crapaud fais des mouvements volontaires continuels, jusqu' moment où l'état tétanoïde se manifestait ; cet état était reproduit lorsqu'on passait que que objet devant les yeux de l'animal, eff d'émotion que je n'ai pas observé sur la gr nouille.

L'état tétanoïde produit par la strychnine p raît limité au système spinal. Le cerveau, système ganglionnaire n'est pas impliqué. Il a des mouvements volontaires dans le crapaud jusqu'au moment du développement du tétanos; le cœur ne cesse pas de battre, et la circulation continue dans les capillaires, comme je l'ai vu dans une expérience dans laquelle j'ai divisé la moelle épinière près de l'occiput, étalé les membranes de la patte sous le microscope, et observé l'état de la circulation dans les vaisseaux capillaires.

Trente-neuvième expérience. — J'ai divisé la moelle épinière près de l'occiput, et appliqué une solution d'acétate de strychnine sur la surface cutanée. Dans cinq à dix minutes, l'état tétanoïde était établi, la respiration forte et coassante s'était fait entendre; les extrémités antérieures (c'était une grenouille mâle, dans le printemps) se courbaient fortement sur la poitrine, les extrémités postérieures s'étendaient tétaniquement. J'ai ôté les téguments de la partie postérieure de l'animal; les membres postérieurs sont devenus aussitôt tout à fait mous et fléchis. Plus de spasme, plus de tétanos, même lorsqu'on pinçait les membres, dépourvus de leur peau et en même temps les origines de leurs nerfs incidents excito-moteurs. Les extrémités antérieures étaient dans l'état ordinaire,

et lorsqu'on les irritait, il y avait tout à co
rigidité des membres postérieurs.

Quarantième expérience. — Dans une au
expérience, j'ai séparé les téguments de la p
tie antérieure d'une grenouille, les laissant
les membres inférieurs. Plus d'état tétano
alors, en irritant les tissus dénudés des part
ou extrémités antérieures, tandis que la moin
irritation de la peau des extrémités antérieu
produisait des spasmes énergiques.

Toutes ces expériences furent répétées a
les mêmes résultats. Dans les cas où la moe
épinière avait été divisée et la peau enlevée
y avait tétanos à l'instant si l'on touchait
partie de la moelle où la section avait été fai
ou si on laissait tomber la grenouille sur
table.

Quarante et unième expérience. — **Dans**
grenouille affectée de l'état tétanoïde prod
par la strychnine, j'ai divisé les nerfs lombai
près de la moelle épinière. Le tétanos a ce
instantanément dans les membres inférieurs.

Cette influence de la strychnine sur le s
tème nerveux est donc limitée à la moelle é
nière comme centre spinal. Les nerfs n'en so
pas susceptibles : autre circonstance qui d

tingue l'état tétanoïde de la strychnine avec l'état électrogénique.

Quarante-deuxième expérience. — J'ai soumis trois grenouilles à l'influence de la strychnine : dans une grenouille, le système nerveux était entier ; dans les deux autres, la moelle était divisée près de l'occiput. Toutes étaient susceptibles des excitations extérieures.

J'ai placé la première de ces grenouilles dans une petite quantité d'eau, de manière qu'elle pût respirer, et je l'ai bien préservée de toute excitation. Le lendemain elle était vivante et parfaitement libre de tout état tétanique.

J'ai mis une des deux autres, dont la moelle épinière était divisée, dans de l'eau fraîche, de la même manière, et je l'ai placée également à l'abri de toute excitation et dans une atmosphère pure et froide. Le lendemain, cette grenouille était aussi bien vivante, mais toujours affectée de tétanos.

La troisième grenouille, dans laquelle la moelle épinière avait aussi été divisée, près du crâne, a été excitée incessamment au moyen d'un stylet d'argent ordinaire, passé et repassé sur la surface cutanée : dans deux minutes elle est devenue très faible, et dans cinq minutes elle était absolument morte.

Quarante-troisième expérience. — J'ai soumis deux grenouilles à l'influence d'une solution d'acétate de strychnine faible, ayant préalablement divisé la moelle près de l'occiput. Toutes deux sont devenues tétaniques.

J'en ai excité une, qui paraissait la plus énergique, d'une manière continue, de façon à produire un tétanos presque constant. Bientôt la susceptibilité sous les impressions, et les contractions des membres s'affaiblirent : après un espace de temps assez court, cette grenouille était très faible, pendant que l'autre était vivace comme auparavant. J'ai laissé la grenouille, ainsi affaiblie, en repos. Après un certain intervalle, elle s'était notablement rétablie.

Ces expériences nous apprennent, ce me semble, ce qu'il faut faire, ce qu'il faut éviter dans le traitement de certaines maladies, le tétanos traumatique, l'hydrophobie. Nos malades meurent s'ils sont excités ; pourraient-ils survivre s'ils étaient préservés absolument de l'excitation extérieure?

J'ai déjà dit que dans les grenouilles affectées par la strychnine, et dans lesquelles la moelle n'était pas divisée, la respiration n'est pas suspendue, excepté dans les moments du tétanos. L'expérience suivante prouve que l'état tétanoïde de la grenouille produit par la strychnine ne cause pas l'expulsion des œufs.

Quarante-quatrième expérience. — Une grenouille femelle dont les oviductes étaient pleins d'œufs, fut soumise à l'influence de l'acétate de strychnine. Elle fut mise à l'abri des excitations, et elle s'est parfaitement rétablie. Quelques jours plus tard, j'observai qu'une quantité d'œufs avait été expulsée (1).

Ainsi la respiration n'est pas nécessairement suspendue ; les œufs ne sont pas nécessairement expulsés, dans l'état d'éréthisme produit par la strychnine. Si la strychnine était administrée à plus haute dose, les phénomènes pourraient être différents. L'excitabilité étant extrême, le tétanos serait constant, la respiration serait suspendue, et de deux manières la mort serait prompte ; il est probable que les œufs seraient expulsés.

Ces expériences ont été faites sur des batra-

(1) Le célèbre Dupuytren a observé un cas de tétanos dans lequel le fœtus a été retenu dans l'utérus.

ciens. Quelles seraient les différences si elles étaient faites sur d'autres animaux? Cette question, pleine d'intérêt, est d'une trop grande étendue pour que je la traite à cette occasion. Je me permettrai seulement de donner une seule expérience sur un animal vertébré et à sang chaud.

Quarante-cinquième expérience. — J'ai mis la quarantième partie d'un grain d'acétate de strychnine, en solution, dans la gueule d'un chat âgé d'une semaine ; dans un instant le larynx s'est resserré, et l'animal est mort d'asphyxie.

C'est à cette contraction du larynx qu'est due la mort presque subite produite par ce poison. C'est à cette même contraction qu'il faut attribuer bien des événements fâcheux dont les médecins sont témoins dans leur pratique.

Quarante-sixième expérience. — J'ai mis une grenouille dans une solution d'acétate de morphine, elle est devenue simplement inerte et immobile. Dans quelque position gênée qu'on la posât, elle ne remuait pas.

Quarante-septième expérience. — J'ai mis quelques gouttes d'une solution d'acétate de narcotine dans la gueule d'une grenouille, et j'ai placé l'animal dans une solution semblable, mais faible. Le premier signe de l'influence de cet agent consiste dans des mouvements alternatifs d'extension et de flexion des deux membres inférieurs, mouvements rapides et énergiques ; le second signe est un état tétanoïde des quatre extrémités, en avant et latéralement, bien différent de la tension rigide produite par la strychnine, et non moins spécial et remarquable ; le troisième, une rétraction des yeux ; le quatrième, la suspension de la respiration, d'où résulte le cinquième, c'est-à-dire des paroxysmes tétaniques, en apparence sans excitation extérieure. Ces derniers phénomènes sont probablement cause et effet ; la respiration étant suspendue, l'excitant intérieur du mouvement respiratoire s'accumule et devient cause efficiente d'une action excitée, réfléchie, spasmodique.

Quarante-huitième expérience. — J'ai enlevé le cerveau d'une grenouille et étalé la membrane des pattes sous le microscope ; j'ai introduit alors sous la peau une solution de *digitaline*. La circulation, dans les vaisseaux capillaires, a disparu graduellement, tandis que les actions excito-motrices restaient énergiques.

De ces dernières expériences nous concluons que, des principes actifs de l'opium, la morphine affecte le cerveau exclusivement, et la narcotine la moelle épinière d'une manière toute spéciale. La digitaline agit sur le système ganglionnaire.

Le second Mémoire est de 1853 :

Dans les *Comptes rendus* du 14 juin 1847, j'ai décrit les effets de l'acétate de strychnine sur les grenouilles. Les effets de ce médicament sur les chiens sont l'objet de la présente communication.

Les effets de l'acétate de strychnine sur les chiens peuvent être divisés en deux catégories : le premier et le plus léger présente une excitabilité augmentée du système spinal diastaltique, avec accès de paroxysmes légers et fugaces, spasmes des membres et respiration haletante ; le second présente une excitabilité bien plus exagérée et des paroxysmes de convulsions tétaniques générales prolongées, avec laryngisme ou contraction de la glotte et efforts respiratoires des plus violents : enfin, l'apoplexie et l'asphyxie.

Si, dans le premier cas, ou celui de la forme légère des effets de l'acétate de strychnine, l'animal est caressé doucement, la respiration devient calme, état qui dure pendant quelques minutes. Si, au contraire, on l'agace par des bruits subits ou par des chocs, ou si on lui souffle fortement, soit sur la figure, soit sur la peau, des paroxysmes tétanoïdes ou épileptoïdes se manifestent : paroxysmes dont il est impossible d'être témoin sans être convaincu que, s'ils sont souvent répétés, ils doivent être mortels. Il est démontré, au contraire, par des faits, que si le chien est, comme la grenouille, tenu à l'abri de toute excitation, il se rétablit infailliblement au premier degré de strychnisme. La forme grave de ce strychnisme ne cède pas à ce moyen. Il y a dans cette circonstance, par chaque émotion, par chaque excitation, un paroxysme de laryngisme, avec efforts expiratoires, apoplexie et asphyxie.

Ces paroxysmes paraissent aussi se renouveler, par des causes inévitables d'excitation, telles que les mouvements de respiration, de déglutition, etc. Aussi faut-il d'autres moyens de traitement que la tranquillité. Or, contre le laryngisme, la trachéotomie seule est indiquée.

Ces principes du traitement seront établis par

les expériences dont je vais maintenant donn les détails.

Quarante-neuvième expérience. — J'ai fa avaler à un chien de moyenne taille la sixièn partie d'un grain d'acétate de strychnine. S minutes après, il a été affecté de spasmes tét niques généraux, avec apnée, et il est mor après le même laps de temps, d'apoplexie d'asphyxie. Les sinus veineux cérébraux étaie gorgés de sang.

Cinquantième expérience. — J'ai donné douzième partie d'un grain d'acétate de str chnine à un second chien. Il a paru un peu affec dix minutes après l'ingestion du médicamen mais au bout d'un quart d'heure, il a paru pa faitement rétabli. Je lui ai donné une secon dose d'une douzième partie d'un grain du m dicament : *deux* minutes après, il a été affec de paroxysmes, de rigidité générale tétaniqu opisthotonique, avec laryngisme et efforts d'e piration. Il semblait sur le point de mourir d'a poplexie ou d'asphyxie, lorsqu'on lui a fa l'opération de la trachéotomie. Le chien a im médiatement respiré librement, mais rapide ment, en haletant.

En laissant fermer l'incision de la trach

artère, mêmes paroxysmes de laryngisme, de dyspnée, d'apoplexie, d'asphyxie, avec suffusion des conjonctives et lividité de la langue. En renouvelant l'ouverture trachéale, libre respiration, langue vermeille, rétablissement parfait.

Ces phénomènes ont été répétés plusieurs fois de la manière la plus intéressante.

Enfin, l'ouverture s'étant oblitérée par un accident, on ne l'a pas rétablie assez promptement ; mêmes phénomènes, suivis subitement d'une immobilité flasque de la langue, d'un aspect terne des yeux, et cessation des actions réflexes ou diastaltiques des paupières. L'animal est mort.

Jamais expérience ne fut plus pleine d'intérêt. Nous paraissions avoir entre les mains la clef de la vie et de la mort ! La trachée-artère ouverte, l'animal vivait et respirait ; fermée, il était mourant de laryngisme, de dyspnée, d'apoplexie, d'asphyxie.

Nous avons ainsi produit, par l'acétate de strychnine, un état tétanoïde, épileptoïde ; nous avons converti, à volonté, cet état en un tétanos ou épilepsie *avortée* au moyen de la trachéotomie.

Je dois faire observer que, outre les symptômes

déjà décrits, l'action du cœur a été beaucoup a fectée et est devenue très irrégulière, même ava l'accession des spasmes, et que dans ceux-ci d gaz se sont échappés du rectum et des urin de la vessie. L'animal est aussi devenu d'u excitabilité extrême : des bruits, des chocs, contact des doigts sur la peau, et même cel d'un courant subit d'air frais, ont immédiat ment causé des paroxysmes. Le chien a é d'une timidité extrême.

Cinquante et unième expérience. — J'ai fa avaler la douzième partie d'un grain d'acétate strychnine à un chien plus gros que les suje des expériences précédentes, à des intervalles d quinze minutes, jusqu'à la quatrième dose, c'es à-dire jusqu'à un tiers de grain. Deux minut après cette quatrième dose, l'animal a commenc à haleter, à ne toucher la table que par les o gles et à souffrir de paroxysmes de laryngism de dyspnée, d'opisthotonos du cou et du dos, de spasmes des membres.

Ces paroxysmes ont augmenté de gravité de durée. Enfin, l'animal est mort dans un de ce paroxysmes, toujours accompagnés de laryn gisme, d'apnée, d'efforts expiratoires infruc tueux, d'apoplexie, d'asphyxie.

Il a été évident, pour tous les témoins de cette expérience, que la trachéotomie aurait infailliblement enlevé à ces paroxysmes leur violence et leur danger.

Ils présentaient aussi le type de l'épilepsie ; la langue a été un peu mordue, la bouche pleine d'écume, les yeux étaient rougis, la langue pourprée. Il y a eu une fois un cri très fort, et plusieurs fois des bruits d'expiration dans la gorge.

Cette expérience a aussi présenté les symptômes de l'asphyxie, plutôt que de l'apoplexie, et a été, partant, différente de la première.

Cinquante-deuxième expérience. — J'ai donné la douzième partie d'un grain d'acétate de strychnine à un chien plus grand et plus vigoureux que les précédents ; et je l'ai répétée quinze minutes aprés : point d'effet apparent.

Cinquante-troisième expérience. — J'ai donné la douzième partie d'un grain d'acétate de strychnine à un chien plus petit et moins fort que les autres. En moins de quinze minutes, il était en proie à des spasmes des membres ; les ongles seuls touchaient la table ; la respiration était haletante.

La moindre émotion, un bruit subit, des chocs ou des secousses même très faibles, produi-

saient des parcxysmes ; mêmes effets si no
lui soufflions sur la figure ou sur la peau. C
paroxysmes augmentaient en violence, et l'
remarquait l'opisthotonos du cou et du dos, av
laryngisme, avec suspension de la respiratic
avec efforts expiratoires ; les conjonctives étaie
rougies, la langue un peu livide.

Ces paroxysmes étaient moins forts que ce
observés dans les quarante-neuvième, cinqua
tième et cinquante et unième expériences. L'é
de ce chien était cependant bien douteux. I
témoins de l'expérience étaient convaincus q
s'il était très agacé, il ne manquerait pas de su
comber. Quelques-uns même pensaient qu
mourrait sans qu'on recourût à une excitatio
Nous l'avons mis sur un lit de filasse, et no
avons éloigné toutes les causes d'excitation.
était dix heures du soir. Le lendemain, il éta
tout à fait rétabli, sauf un peu de faiblesse et
roideur musculaire le long du dos.

Ce fait me rappelle un paragraphe de m
premier Mémoire sur les effets de la strychnin

Cinquante-quatrième expérience — J'ai fa
avaler au sujet de la cinquante-deuxième exp
rience, qui avait résisté aux effets de la sixièn
partie d'un grain d'acétate de strychnine, do

née à deux fois, j'ai fait avaler, dis-je, une première dose d'un sixième de grain, et une seconde dose quinze minutes après.

Près d'une heure s'est passée sans effet. Mais alors les paroxysmes ont commencé, et en peu de temps sont devenus aussi intenses que possible : ils étaient tétanoïdes et épileptoïdes ; il y avait dyspnée, apoplexie, asphyxie.

On ne doutait pas que cet animal ne mourût. La trachéotomie pourrait-elle le sauver? Dans un de ces paroxysmes, nous avons pratiqué cette opération, nous avons mis et laissé une canule à la trachée et nous avons placé le chien sur de la filasse.

Après cette opération, le chien subissait encore des paroxysmes ; mais ils étaient tout à fait changés et *avortés*. Chaque accès consistait en une rigidité spasmodique des membres et du tronc, avec suspension *momentanée* de la respiration seulement, et sans apoplexie ni asphyxie ; les conjonctives restaient blanches et la langue vermeille, et nous n'avons pas éprouvé la crainte qu'il y eût danger pour la vie. En un instant, le paroxysme s'est passé et la respiration est redevenue haletante.

Ainsi protégé par la trachéotomie des effets

du laryngisme, ce chien a été laissé tranquille pendant la nuit.

Personne ne doutait que sans l'intervention de la canule cet animal ne fût mort. Il était complétement rétabli le lendemain matin.

Telle était cependant la force du poison, que, sauvé par la trachéotomie du laryngisme et de ses effets, ce pauvre chien a refusé toute nourriture, et a succombé le soir d'épuisement et de faiblesse.

Mes expériences conduisent, ce me semble, aux conclusions suivantes :

1° Les premiers effets produits par la strychnine sont des spasmes tétanoïdes ; les membres deviennent roides, les ongles des doigts seulement touchent la table ou le plancher sur lequel le chien est posé.

2° Le deuxième phénomène, c'est la respiration courte, précipitée, haletante.

3° Le troisième, est une augmentation de l'excitabilité de la peau, poussée à tel point, que la moindre excitation produit des effets outre mesure.

4° Tous ces effets dérivent d'une excitabilité anormale du centre du système diastaltique ou spinal.

5° Tous ces effets se rapportent au premier degré du *strychnisme*, dont le degré supérieur se manifeste par des phénomènes bien autrement graves.

6° Alors surviennent des paroxysmes effroyables de laryngisme, d'efforts d'expiration, d'opisthotonos du cou et du dos, d'apoplexie, d'asphyxie, et même la mort.

7° Ces phénomènes nous rappellent le tétanos, l'épilepsie, l'hydrophobie même.

8° Dépendantes du laryngisme, l'apoplexie, l'asphyxie, ses redoutables effets, sont prévenus par la trachéotomie.

9° Comme dans le cas de la grenouille, nous avons vu l'animal excité, mourir; et nous l'avons vu se rétablir quand il était préservé de toute excitation.

10° Pour ce qui est propre aux animaux mammifères, nous avons vu l'animal non opéré mourir des effets du laryngisme; et celui qui est mis à l'abri de ces effets par la trachéotomie, se rétablir, évidemment sous l'influence de cette opération.

Maintenant quelles sont les applications de ces principes aux maladies?

11° Évidemment on doit garantir complètement de tout choc mental ou physique le malade atteint de tétanos ou d'hydrophobie.

12° Évidemment on doit recourir à la trachéotomie toutes les fois que les malades affligés d'épilepsie ou de toute autre maladie éprouvent le laryngisme, si ses effets amènent des dangers pour la vie, pour l'intelligence, etc.; toutefois il faut un diagnostic suffisant, il faut juste cause, enfin le *dignus vindice nodus;* et tout cela dépend de l'habileté du médecin.

13° Et enfin, il ne faut pas agir pour un nom : ce n'est pas pour l'épilepsie, mais bien contre les effets dangereux du laryngisme épileptique qu'on doit songer à la trachéotomie ; et, en dernier lieu, ce n'est pas à la trachéotomie, mais bien à la trachéotomie efficace avec ouverture suffisante qu'il faut confier nos malades affligés d'épilepsie.

Sans doute ces expériences doivent être bien répétées, ces conclusions doivent être bien méditées et soumises à des épreuves nouvelles.

J'ai répété ces expériences sur des chiens au *General Hospital* de Nottingham, pendant les mois de mai et de juin 1854. Voici, en peu de mots, les faits qui en découlent :

Cinquante-cinquième expérience. — Nous avons

fait avaler à un petit chien un dixième de grain d'acétate de strychnine, dose que nous avons répétée quinze minutes après.

Dix minutes après cette seconde dose, nous avons observé une excitabilité augmentée et une respiration haletante. Un peu plus tard, le train de derrière devenait roide par toutes les excitations. Un peu plus tard encore, il y eut, par la même cause, spasme opisthotonique, occlusion du larynx, suspension de la respiration, dilatation de la pupille, coloration livide de la langue.

La trachéotomie ayant été pratiquée, le même spasme opisthotonique a subsisté; mais la respiration n'a été suspendue que pendant un instant, la pupille ne s'est pas dilatée et la langue est restée de couleur vermeille.

On a bouché l'ouverture de la trachée-artère : alors le spasme excité a été bien plus violent, la respiration suspendue bien plus longtemps ; la pupille s'est dilatée et la langue est devenue de couleur pourprée.

Nous avons répété ces expériences toujours avec les mêmes résultats.

Dans les accès de spasme, les muscles du dos et des membres sont devenus rigides ; la respiration a été interceptée au larynx, les ongles ont fait du bruit contre la table, la queue a été retirée entre les jambes, l'urine et les gaz se sont échappés.

L'animal est mort d'épuisement.

Cinquante-sixième expérience. — Nous avons essayé de répéter cette expérience ; l'animal est mort subitement, et cette fois par le laryngisme et l'asphyxie, avant que nous ayons pu lui faire l'opération de la trachéotomie.

Cinquante-septième expérience. — Nous avons commencé par faire la trachéotomie ; puis nous avons donné un dixième de grain d'acétate de strychnine, que nous avons répété au bout d'une demi-heure. Au bout d'une heure, il y avait accélération et une irrégularité des mouvements respiratoires.

Ensuite, la surexcitabilité s'est graduellement développée : le moindre bruit, comme celui d'une montre qu'on fermait ; le moindre coup sur la table, l'action de toucher les poils entre les doigts, l'action de souffler sur la figure, etc., ont produit une rigidité spasmodique ; la respiration est devenue haletante ; enfin, des accès violents se sont manifestés.

Maintenant, si l'ouverture de la trachée-artère

était bouchée, il y avait, pendant les accès, suspension de la respiration, avec efforts ; état qui cessait en retirant le bouchon. Mais si l'ouverture restait tout à fait libre, les accès produisaient, pendant un instant seulement, la suspension de la respiration par la contraction des muscles du tronc, du thorax et de l'abdomen. La respiration était alors devenue rapide, haletante, bruyante.

Ayant trop prolongé ces essais, l'animal est mort dans un accès, non subitement, mais lentement, sans coloration de la langue, et, selon nous, par épuisement.

Nous avons toujours vu la salive couler en abondance dans les intervalles des accès.

Y a-t-il quelque chose de plus intéressant que cette série de phénomènes? que cette reproduction de maladies, pour ainsi dire, pour pouvoir étudier leurs symptômes et leur traitement? C'est une carrière nouvelle, qui demande sans doute une grande réserve, mais qui peut nous apprendre beaucoup.

Pour revenir à l'épilepsie, n'est-ce pas une maladie essentiellement d'excitation? Ne faut-il pas toujours une *cause* excitante? N'y a-t-il pas surexcitation de la moelle? Les phénomènes du côté du *cerveau* ne sont-ils pas toujours des effet *secondaires?* Le laryngisme n'est-il pas, pou ainsi dire, un phénomène intermédiaire entr les accès faibles et les accès forts, et ne peut on pas en rester aux premiers, en faisant un ouverture à la trachée-artère?

DU MAL DE MER.

Je crois pouvoir ajouter encore ici un peti extrait des *Comptes rendus de l'Académie de sciences.* En 1853, j'ai communiqué à cett Société savante des observations sur cette affec tion singulière (1):

J'ai fait le trajet, dis-je à cette occasion depuis Liverpool aux États-Unis d'Amérique, e j'ai saisi cette occasion pour étudier la physiologie du mal de mer.

Tous les phénomènes de cette maladie m conduisent à formuler cette opinion : la moell épinière est le centre nerveux ; le nerf pneumo-gastrique et les nerfs diaphragmatiques, inter-

(1) *Comptes rendus de l'Académie des sciences*, 28 mar 1853, p. 600.

costaux et abdominaux, qui sont les nerfs eisodiques et exodiques, présentent, dans leur liaison avec ce centre, l'origine et les cours d'action catastaltiques et diastaltiques.

Il me paraît que les mouvements d'élévation et d'abaissement du navire influent spécialement sur l'état de la circulation du sang de la moelle épinière : dans les premiers, la force de l'impulsion du sang sur cet organe est diminuée ; dans les seconds, elle est augmentée. Il y a donc changement perpétuel dans la force de cette impulsion ; d'où résultent l'excitation, l'agacement de la moelle, du nerf pneumogastrique, des nerfs diaphragmatiques, etc.

Les mouvements d'une voiture, d'une balançoire, etc., s'ils sont assez continus, produisent les mêmes effets chez les individus très susceptibles.

L'influence de la position du corps, par laquelle ces mouvements d'élévation et de dépression sont augmentés ou diminués, est très remarquable. Si la position horizontale dans la direction de l'axe du mouvement du vaisseau est choisie et bien conservée, le voyageur peut échapper au mal de mer, et ce n'est qu'en changeant de position qu'il en éprouve les premiers symptômes.

Au premier abord, on sent je ne sais quoi de malaise, de défaillance à l'estomac ; bientôt surviennent des aigreurs, de l'acidité, des éructations, des hoquets, symptômes produits par les nerfs pneumogastrique et diaphragmatique sur les sécrétions et les mouvements de l'estomac, sur les mouvements du diaphragme, etc.

Presque en même temps le malade pâlit et l'action du cœur devient affaiblie et irrégulière, quelquefois même avec palpitation : c'est encore une affection du nerf pneumogastrique. Un de nos amis a éprouvé pendant des années des irrégularités d'action du cœur après avoir beaucoup souffert du mal de mer pendant un voyage de quelques heures.

Ensuite surviennent des nausées, des vomissements pénibles ; l'estomac est vidé d'abord, il y a ensuite vomissement de mucus, de bile, etc.

Ces phénomènes se répètent par accès : un sentiment étouffant de chaleur oblige d'abord à repousser et éloigner les habits ou les couvertures dont la chaleur douce avait été agréable auparavant, et alors les nausées et les vomissements ont lieu ; ensuite les pores de la peau s'ouvrent, il y a perspiration algide, et enfin un sentiment de froid qui fait rechercher les couvertures qu'on avait éloignées d'abord.

Il est impossible de décrire le sentiment d'abattement profond que le malade éprouve dans ces accès de mal de mer, moralement et physiquement. Dans un cas, celui d'une jeune demoiselle, ce cruel mal s'est terminé par l'épuisement des forces et par la mort !

Après chaque accès, le malade se rétablit un peu, et la couleur et les forces reviennent.

Avant et après les accès, un défaut d'action du nerf pneumogastrique est aussi observé : son influence comme excitateur intérieur de la respiration est devenue imparfaite ; cet état est soulagé par l'exposition libre de la figure, et même des mains, au grand air, et surtout au vent frais, et par des efforts d'inspiration volontaires et forcés.

Une atmosphère chaude et close, et sans courants d'air, au contraire, est une cause très puissante d'accès.

Si la mer devient calme, on s'habitue à un petit mouvement ; mais si l'orage vient, on est de nouveau bientôt malade. Je m'étais réjoui de six jours de bonheur physique, lorsque nous avons éprouvé les effets d'une tempête dont plus grande force était un peu éloignée de no j'ai souffert du mal de mer pendant quaran huit heures.

DU LARYNGISME. — DE L'ASTHME.

Le rapport entre le laryngisme et la conv sion générale est prouvé par d'autres faits c ceux que j'ai déjà détaillés.

L'observation du docteur Stokes, les faits la coqueluche, prouvent que le laryngis simple peut causer l'épilepsie; tandis que faits de l'asthme prouvent que la dyspnée et toux, purement bronchiques, ne tendent gu à produire cette cruelle maladie.

On ne doit pas s'étonner que, lorsque le ryngisme a lieu dans des circonstances où il déjà des spasmes, ce symptôme puisse se tra former en convulsion générale, maladie dans quelle le cerveau commence à être affecté à s tour.

Ainsi, si l'on pouvait prévenir le laryngism on préviendrait cette convulsion générale. C l'occlusion du larynx est prévenue, à un certa degré, par une douche d'eau froide sur la figur

Ainsi, le docteur Denman, étant assis près d'une malade affectée de convulsions puerpérales, observait les approches des accès de convulsion, et les éloignait en jetant avec force de l'eau froide sur la figure : au lieu de l'occlusion du larynx, avec efforts d'expiration, il en a déterminé l'ouverture, avec inspirations libres et même profondes.

Un courant d'air frais sur la figure, agissant diastaltiquement sur les nerfs bronchiques et cardiaques, produit le même soulagement dans l'asthme et dans le mal de mer, à peu près comme quelques gouttes d'eau froide jetées sur la figure préviennent les approches des convulsions.

Mais qu'est-ce que l'asthme ?

J'ai connu un médecin qui ne pouvait respirer dans une atmosphère contenant des traces d'ipécacuanha,— dans la boutique où l'on aurait pesé ce médicament, par exemple, — sans éprouver un accès de cette maladie.

J'ai soigné un malade qui éprouvait un accès d'asthme en aspirant certaines poussières, comme celle qui s'échappe en secouant des lits de plume.

L'effet que certains gaz produisent sur le

larynx, ces poussières me paraissent le produire sur les bronches.

L'asthme laryngien et l'asthme bronchique sont également des actions réflexes dans lesquelles le pneumogastrique est le nerf centripète excitateur, les nerfs centrifuges étant les nerfs moteurs et sécréteurs du mucus en rapport avec les bronches et les cellules aérifères.

CHAPITRE VI.

THÉRAPEUTIQUE DES MALADIES DU SOUS-SYSTÈME SPINAL.

Il y a deux manières d'atteindre le centre du système spinal diastaltique par les agents thérapeutiques : dans la première, c'est le sang qui se charge de conduire les agents chimiques à ce centre; dans la seconde, ce sont les agents physiques qui agissent sur les nerfs incidents.

Je n'ai pas besoin de revenir sur la propriété excito-motrice de la moelle épinière, centre du système. Je répéterai seulement que cette propriété excito-motrice peut être augmentée ou diminuée, ou affectée anormalement dans les maladies ou par les médicaments.

Elle est augmentée dans le tétanos, l'hydrophobie, l'épilepsie, et par la strychnine; elle est diminuée dans les cas d'épuisements nerveux ou vasculaires, et par le chloroforme.

Elle est affectée anormalement dans l'asphyxie et par plusieurs agents chimiques et physiques, comme par l'ergot de seigle, la cantharidine, la narcotine.

Dans l'épilepsie, il y a deux conditions de la propriété excito-motrice : immédiatement après une attaque, il y a épuisement, puis il y a augmentation graduelle de cette propriété excito-motrice (prédisposition à un nouvel accès), jusqu'à ce qu'une attaque se renouvelle pour l'épuiser encore. C'est ainsi que s'explique la *périodicité* de cette maladie.

On sait quels sont les effets de l'acide cyanhydrique et du chloroforme dans le tétanos et l'hydrophobie. On ne les a pas encore mis à une épreuve bien soigneusement faite dans des cas d'épilepsie appropriés à ce traitement, comme, par exemple, chez les jeunes gens forts et non encore épuisés.

Dans les épilepsies invétérées, il paraît qu'il y a pour la moelle épinière ce que nous observons pour le cerveau dans le delirium tremens ; c'est alors, et dans d'autres cas d'épuisement nerveux, que la strychnine est d'une efficacité si précieuse. Dans les cas où le teint est blême, et où il y a faiblesse et amaigrissement, je donne d'abord la centième, puis la cinquantième partie d'un grain d'acétate de strychnine pendant les repas, trois fois par jour, pendant une ou plusieurs années ; l'effet en est surprenant : le teint s'améliore, les forces et l'embonpoint se rétablissent. J'ai déjà insisté sur ce point.

Les effets de l'ergot de seigle et de la cantharidine sont trop connus pour que je les reproduise ici.

Mais de tous les agents thérapeutiques du système spinal diastaltique, les agents physiques sont les plus remarquables :

Les accès de la maladie dite *laryngisme striduleux* des enfants, le laryngisme qui se rencontre dans l'épilepsie, et, selon Denman, dans lés convulsions puerpérales, sont prévenus par quelques gouttes d'eau froide jetées avec force sur la figure ; par cette méthode, au lieu d'occlusion du larynx avec efforts expiratoires, on produit, comme je l'ai dit, l'ouverture du larynx et des inspirations profondes.

Il n'en est pas de même lorsqu'on essaie d'*avaler* de l'eau bien froide, ou d'en faire avaler au malade atteint d'hydrophobie; c'est alors le laryngisme qui se produit.

Nous avons déjà dit que la douche d'eau froide sur l'hypogastre fait contracter le rectum et l'utérus, et que des injections du même liquide dans le rectum ou dans le vagin ont le même effet.

Mais je n'ai pas encore touché aux vrais principes de la thérapeutique du système spinal.

Les maladies de ce système sont, de la manière la plus spéciale, des maladies dont les accès sont *excités*. Tous nos efforts doivent donc être employés pour éloigner toute *cause* reconnue *excitante* de ces accès. Ce principe est spécialement important pour le traitement de l'épilepsie, du tétanos, de l'hydrophobie même.

Les causes immédiates des accès d'épilepsie se divisent en celles qui agissent sur le centre du système, et celles qui agissent sur les nerfs incidents de ce système. C'est ici qu'il faut consulter le *tableau* de cette maladie formidable, tableau qui embrasse pour ainsi dire l'enchaînement de ses causes et de ses effets successifs. (Voy. tableau III.)

Pour le tétanos, l'espoir de la guérison découle uniquement de l'éloignement des causes excitatrices des spasmes.

Quant à l'hydrophobie, s'il y a espoir, il résulte :

1° De l'éloignement de l'asphyxie par la trachéotomie ; 2° de l'éloignement de l'épuisement nerveux par celui de tout excitant, de la manière la plus absolue.

RÉSUMÉ DU TRAITEMENT DE L'ÉPILEPSIE, ETC.

Il m'est bien difficile d'exprimer toutes mes pensées relativement à l'épilepsie et à son traitement. Aussi m'est-il arrivé, dans ce petit ouvrage, de faire des répétitions à ce sujet; et même, dans ce moment, je n'hésite pas à me résumer en ajoutant néanmoins quelques propositions à celles que j'ai déjà pu formuler.

Les actions spinales, directes ou réflexes, sont toujours des actions *excitées*. ***Pas d'excitant***, *pas d'action*.

Même dans le cas de l'excitabilité extrême produite par la strychnine, ce fait est constant.

Or, l'épilepsie consiste dans des actions excitées, directes ou réflexes, et dans leurs *effets* sur l'encéphale, effets qui se produisent ou par la contraction des muscles du cou, ou par la constriction du larynx.

Si les causes excitantes de ces actions étaient éloignées complétement, il ne pourrait y avoir d'épilepsie.

Quelque difficile qu'il soit d'assurer cet éloignement des causes excitantes de l'épilepsi c'est cependant le but que nous devons toujou tâcher d'atteindre.

Et ce but doit être poursuivi avec un soi avec une persévérance et à un degré dont on s'est fait nulle idée jusqu'ici.

Les aliments doivent être choisis avec le pl grand scrupule.

Les aliments peuvent, par leur qualité ou le quantité, être ou adoucissants ou excitants; peuvent par conséquent ou éloigner ou exci des accès épileptiques.

Dans le cas où les aliments sont doux, il y sécrétion de l'acide gastrique en proporti convenable; mais dans le cas contraire, où l aliments sont excitants, l'acide gastrique sécrété à l'excès, d'où résultent des symptôm d'actions réflexes allant même jusqu'à l'épil sie. C'est contre ces accès, ou comme moye préventifs, ou comme remèdes, que je consei les anti-acides, le bicarbonate de potasse, le ca bonate de magnésie, le carbonate de chaux.

Les accès épileptiques surviennent souve pendant ou immédiatement après les repas.

J'ai soigné un malade qui éprouvait une taque d'épilepsie par l'effet d'un purgatif, d'autres qui ont rapporté leurs attaques à une constipation ou à une diarrhée.

Il faut éviter *toutes* les excitations.

La dentition chez les enfants, l'époque menstruelle chez les femmes, sont des excitations d'accès.

Il faut les adoucir par tous les moyens possibles.

Il reste une grande difficulté pour le traitement de l'épilepsie ; nous menons une vie d'émotions, l'émotion est une cause des accès épileptiques.

Il faut soustraire autant que possible le malade atteint d'épilepsie à cette vie d'émotions, en l'exilant à la campagne et en l'occupant d'agriculture, d'horticulture, etc. Rien ne doit coûter lorsqu'il est question d'éloigner des accès tels que ceux de l'épilepsie.

Les malades éprouvent souvent leurs attaques pendant leur sommeil ; je conseille de leur faire prendre l'habitude de se coucher dans une attitude telle que le tronc et la tête fassent avec le plan du lit un angle de cinquante degrés.

La plupart de ces observations datent de près de vingt-cinq ans ; elles étaient néanmoins restées presque inconnues ici. Cette raison, et surtout l'espoir d'être utile au soulagement (mes semblables, m'ont fait écrire ce petit o vrage.

Aucune cause excitante ne doit exister da les intestins : pour assurer le bon état de ceu ci, il faut administrer un lavement de trois livr d'eau tiède et même davantage, tous les jou ou tous les deux jours.

J'ai trouvé, dans un grand nombre d'épile tiques, qu'il y a augmentation de sécrétion (l'*acide gastrique;* aussi je conseille de donn tous les soirs vingt ou trente grains de carbona de magnésie, et dans le milieu du jour autai de bicarbonate de potasse ou de carbonate (chaux.

Les accès d'épilepsie offrent ordinairemer une espèce de *périodicité.*

Cette périodicité dépend d'une loi physiol(gique de l'excitabilité du centre du systèm spinal; mise en action, cette excitabilité s'a moindrit; elle se rétablit et s'exaspère par l repos.

A une époque éloignée d'un accès, l'excitabi lité devient anormale, et des causes très ordi naires peuvent agir en reproduisant un accè nouveau, d'où dérivent accès, intervalles répétition d'accès, en un mot la périodicité.

Ce même principe explique pourquoi la même personne devient *sujette* à l'épilepsie; la même cause agit de la même manière sur le même centre spinal devenu plus excitable, et les mêmes effets s'ensuivent.

C'est ainsi que le même enfant éprouve des attaques de convulsions successives par la dentition.

C'est encore ainsi que la malade atteinte de convulsion puerpérale, qui pour moi est de l'épilepsie, n'éprouve pas nécessairement la répétition des mêmes accidents ; l'intervalle qui s'écoule avant la répétition de la cause la guérit, événement qui révèle un principe du traitement de l'épilepsie très important : éloigner les causes qui l'ont produite pendant assez longtemps, c'est *guérir* le malade. Le temps est un élément très important dans ce problème de la guérison de l'épilepsie.

Cette exagération de l'excitabilité s'accompagne d'abord de vraie *force;* elle se prévient alors par des efforts musculaires, efforts qui l'*usent*, et par les exercices qui doivent être pris de manière à produire très exactement cet effet.

Mais lorsque les accès d'épilepsie se sont

répétés pendant bien longtemps, le centre d système spinal est affecté d'une susceptibili extrême, accompagnée cependant d'une espè d'*épuisement* nerveux, ces accès étant toujou très répétés.

Cet *épuisement*, je l'ai déjà dit, trouve sc remède dans la strychnine.

On sait que ce médicament agit sur le cent même du système spinal, qu'il agit sur centre comme stimulus ; à des doses bien moi dres et administrées pendant longtemps, paraît agir comme tonique, — comme toniq spinal.

En rendant la force et la *nutrition* peut-êt au centre spinal, la strychnine en ôte susceptibilité dont j'ai parlé, et de laquel dépendent les accès qui surviennent à cet occasion.

Lorsque les accès d'épilepsie ont été souve répétés, l'encéphale, qui s'est congestionné chaque accès, reste lésé ; de sorte qu'il y a aff blissement de la mémoire et de l'intelligenc comme *conséquence* des accès.

Il ne faut pas chercher le siége de l'épileps dans le cerveau, comme l'ont fait les médeci jusqu'ici. Le cerveau est *in*-excito-moteur.

Si les maladies du cerveau peuvent produire l'épilepsie, c'est qu'elles agissent par la compression ou l'excitation sur le centre spinal ou sur les méninges.

Les maladies de la moelle même ne produisent pas l'épilepsie directement ; ce n'est qu'en augmentant l'excitabilité de ce centre, qu'elles rendent le malable *susceptible* aux effets des causes excitatrices de l'épilepsie.

C'est comme à des *effets* d'accès épileptiques que nous devons nous attendre à des lésions du cerveau.

Le vrai remède contre ces lésions si fâcheuses du cerveau est, selon mes observations, l'action des mercuriaux portée jusqu'à la salivation et longtemps continuée.

Il y a peut-être entre le vomissement et l'épilepsie plus de ressemblance qu'on ne pense. Une des différences si importantes entre le vomissement et l'épilepsie est celle de l'état du *cardia* et du larynx : le cardia est ouvert dans le vomissement, fermé dans l'épilepsie ; le larynx s'ouvre aussi à la fin du vomissement, mais reste fermé dans l'épilepsie grave.

Ainsi est-on souvent parvenu à éloigner une attaque d'épilepsie, en produisant le vomissement par l'excitation de l'arrière-bouche, ou par l'ipécacuanha.

L'épilepsie se montre sous plusieurs formes, dont l'une s'appelle communément le *petit mal*, et l'autre le *grand* ou le *haut mal;* les limites entre les deux n'ont pas, que je sache, été bien assignées.

Pour beaucoup de raisons, je crois pouvoir proposer, comme ligne de démarcation, le laryngisme et ses effets.

La trachéotomie éloigne ces effets si effroyables du laryngisme.

Cette opération fait donc avorter le haut mal et le change en petit mal.

Après des attaques d'épilepsie très fortes et très rapprochées, il survient, avec du coma, le stertor ou le laryngisme paralytique ; il y a accumulation de mucosités successivement dans le larynx, dans la trachée-artère et dans les bronches (mucosités qui agissent comme corps étranger), et asphyxie.

Cet état paralytique est limité d'abord au larynx, ou au larynx et à la trachée-artère; il y a asphyxie laryngienne.

La trachéotomie faite en temps opportun sauve infailliblement la vie au malade.

Plus tard, la paralysie gagne les bronches; il y a alors asphyxie *bronchique*, et la trachéotomie ne serait d'aucune utilité.

Il faut être guidé dans la question de la trachéotomie par un *diagnostic* rigoureux; il faut, pour se décider à la pratiquer, qu'il y ait *laryngisme;* il faut qu'il y ait, comme *effet de ce laryngisme*, danger pour l'intelligence ou pour la vie.

Il faut qu'il y ait de l'*espoir* : ce n'est pas dans les cas organiques soit originels, soit acquis; ce n'est pas dans les cas héréditaires ou invétérés : donc ce n'est pas dans la plupart des cas qui se rencontrent dans les hôpitaux qu'on pourrait proposer la trachéotomie.

Il faut aussi que la trachéotomie, lorsqu'on est décidé à la pratiquer, soit faite d'une manière efficace; que l'ouverture à la trachée-artère soit assez ample et maintenue parfaitement libre.

Or, ce diagnostic, cette efficacité dans l'opération, n'ont pas toujours été assurés.

On a dit que je proposais de guérir l'épilepsie par la trachéotomie : c'est pervertir mes intentions. Je répète que je n'ai proposé ce moyen que pour secourir quelques malades affectés de cette maladie si grave, dans plusieurs de ses formes les plus menaçantes.

La trachéotomie, je l'ai déjà dit, ne guérit aucune maladie: elle ne guérit pas la laryngite, elle ne fait que prévenir la mort et donner le temps de *guérir* cette maladie par d'autres moyens; et ainsi de suite.

Qu'il me soit permis d'appeler l'attention sur un phénomène de l'épilepsie auquel j'attache une grande importance : c'est cette congestion de la face et des yeux assez caractéristique, selon moi, pour que j'aie cru devoir lui donner le nom de *teint épileptique;* congestion qui est l'indication d'un état semblable de l'*encéphale*, et que fait disparaître la trachéotomie.

Quel est l'effet d'un accès épileptique sur les sécrétions de l'estomac, du foie, des reins, etc.? Tout cela a toujours besoin d'être observé, tout cela a des rapports intimes avec le traitement, car ces effets peuvent à leur tour devenir causes de nouveaux accidents.

C'est ici le lieu de renvoyer au tableau d'épilepsie et d'apoplexie simple (d'Abercrombie), fruit de longues observations et de longues études. J'ai essayé d'y faire voir les principales causes, voies et modes d'action; les effets premiers et secondaires; enfin, de donner l'enchaînement des causes et des effets un peu complexes dans ces deux maladies congénères, sinon identiques. Je le fais précéder de trois tableaux pour ainsi dire préliminaires.

Les mêmes événements ont lieu dans le tétanos, l'hydrophobie, le strychnisme, etc., — strychnisme qui ressemble à la fois au tétanos, à l'hydrophobie ainsi qu'à l'épilepsie.

Je rappelle l'expérience qui se trouve à la page 33. La grenouille périt par suite des excitations ; elle est sauvée par leur éloignement complet. Ce fait ne nous apprend-il pas comment il faut agir pour sauver le malade atteint de tétanos? Je suis convaincu que nos visites, nos soins même, envers ces pauvres malades, leur ont nui. Cette manière de voir doit être une source de réflexions pour les médecins si dévoués à leurs bienveillants devoirs !

Je dois en dire autant relativement à l'hydrophobie. Il faut ici aussi éloigner toute cause d'excitation, les bruits, les chocs, même les mouvements brusques de l'atmosphère, les rayons de la lumière.

Les plus petites excitations agacent, produisent des mouvements convulsifs, épuisent le principe nerveux excito-moteur et tuent le malade.

Le plus grand nombre des malades atteints de tétanos ou d'hydrophobie meurent de cet épuisement; mais dans quelques cas de tétanos, et dans tous les cas d'hydrophobie, il y a le même laryngisme dont nous avons tant parlé. Dans ces cas aussi, il faut pratiquer la trachéotomie.

Toutefois ce n'est pas moi qui ai le premier *proposé* de faire cette opération dans ces cas, c'est le docteur Physick (de Philadelphie), qui, après avoir parfaitement observé un malade qui mourut d'hydrophobie, a indiqué la part que la trachéotomie doit prendre dans le traitement de cette affreuse maladie. C'est M. Herbert-Mayo qui l'a proposée, et c'est mon ami le docteur Webster (de Dulwich) qui l'a pratiquée dans le tétanos laryngien.

Or, voici ce que je conseille pour l'hydrophobie :

1° Faire la *trachéotomie;*

2° Éloigner toutes les excitations de la manière la plus absolue.

Dans le tétanos, je conseillerais :

1° L'éloignement de toutes les causes d'excitation;

2° La diète la plus absolue;

3° Des lavements abondants;

4° Le chloroforme, etc.;

5° La trachéotomie dans les cas évidemment laryngiens et asphyxiques.

TYPES DES MALADIES. — TRAITEMENT.

J'essaie de reproduire des états semblables aux maladies du système spinal pour y étudier les phénomènes et les antidotes.

Je sais parfaitement que cette méthode n'est qu'approximative. Elle a cependant, à mon sens, une bien grande utilité.

Je produis dans les chiens des états épileptoïdes. J'y arrive de plusieurs manières, en imitant les causes d'épilepsie dans l'homme. Je renvoie, à cette occasion, au tableau de l'épilepsie et de l'apoplexie simple.

Un collet appliqué avec une certaine force au cou; des lésions variées, imprimées à la moelle épinière; l'acétate de strychnine, etc., voilà des moyens de produire des états épileptoïdes, etc.

Une fois produits, ces états se laissent étudi et traiter.

Quels faits dignes d'intérêt que ceux qu'o observe dans les grenouilles affectées de str chnisme, dont les unes meurent par les excit tions même légères, les autres vivent par repos bien assuré ! Puis parmi les chiens soun à l'influence de la strychnine, les uns so étranglés par des excitations et le laryngism ou, étant excités, meurent d'épuisement, l autres sont sauvés s'ils sont placés à l'abri toute excitation et secourus par la trachéotomi

Ce sont des expériences de ce genre qui no apprennent que les irritations du cerveau ou cervelet ne produisent pas de convulsions; q pour que des lésions de ces organes produise des convulsions, il faut qu'elles excitent p leur contact, ou par leur pression ou contr pression, ou la moelle allongée ou les méning

Les ossifications, les tumeurs, etc., agiss sans doute de cette manière; et encore el agissent plutôt d'une manière médiate qu'imn diate, c'est-à-dire en causant un état de *s excitabilité* de la moelle, plutôt qu'en étant el même *cause excitante* de la moelle, ainsi que plupart des causes d'épilepsie même organiq

C'est dans un état de surexcitabilité portée au suprême degré que consiste le tétanos et même l'hydrophobie.

Un animal, grenouille ou chien, mis sous l'influence de la strychnine, offre un objet d'étude des plus instructifs. A chaque excitation l'excitabilité de la grenouille s'épuise de plus en plus jusqu'à ce qu'elle s'éteigne. A chaque excitation du chien, on observe le danger qu'apporte l'asphyxie, le danger qu'apporte l'épuisement, et l'on songe à tout ce qui s'observe dans les cas d'épilepsie, de tétanos, d'hydrophobie. Enfin on met à l'épreuve tous les moyens curatifs, le repos, le chloroforme, tous les antidotes.

Dans les cas de lésions faites à la moelle, nous avons des états de maladies artificielles plus chroniques, plus épileptoïdes encore, états encore à étudier, pleins d'intérêt et d'instruction, et pour la pathologie et pour la thérapeutique.

Ces lésions peuvent se reproduire expérimentalement sous l'influence du chloroforme, et subsister après que cette influence aura cessé.

C'est par des expériences qu'on peut rechercher les effets du *choc*, et déterminer la ques-

tion de faire des amputations immédiateme
après des accidents ou plus tard.

C'est encore dans les expériences qu'on vo
se reproduire les spasmes, les spasmo-paraly
sies, les paralysies, et qu'on peut les rattach
au cerveau ou à la moelle, et à une lésion légèr
ou à une désorganisation complète de celle-ci.

C'est par la voie de l'expérimentation qu'c
peut étudier de nouveau les lésions du cervea
de la moelle, des nerfs centripètes et centrifuge
des membranes ; les lésions d'origine nerveu
comme le tétanos, ou d'origine sanguine comn
l'asphyxie et l'hydrophobie ; les modes et l
voies de l'action et surtout de l'élimination d
poisons.

Il faut imiter, en un mot, sous l'influence d
chloroforme, toutes les lésions organiques, po
en étudier plus tard tous les phénomènes, to
les remèdes.

Dans les autopsies, on voit les *effets* des ma
ladies pendant toute leur durée. Dans des expé
riences, on peut s'arrêter au moment que l'o
jugera le meilleur pour en étudier tous les temp
toutes les phases.

Si l'on met à nu un nerf sur la grenouille, e
qu'on l'expose à l'atmosphère, il se produit, per

dant le dessèchement, d'abord des mouvements spasmodiques du membre qui en reçoit des branches, ensuite une paralysie. C'est ce que nous observons en sens inverse dans les affections du nerf facial, produites par un courant d'air froid chez l'homme : d'abord il y a paralysie complète, ensuite cette paralysie peut céder au spasme à mesure que la lésion du nerf s'amoindrit.

Serait-il possible de produire un état réellement tétanoïde par le moyen d'une lésion physique à un nerf centripète ? Je n'ai pas besoin de dire que l'effet du strychnisme, produit par l'intermédiaire du sang, ressemble plutôt à l'hydrophobie qu'au tétanos.

RÉSUMÉ.

1. Les actions réflexes ou diastaltiques dans les animaux décapités ont été vues de tout le monde.

2. Les physiologistes qui s'en sont occupés, à l'exception de Blane, les ont rapportées au principe de la sensibilité et des mouvements volontaires, principe *psychique*.

3. Je les ai, le premier, détachées de cette

catégorie de phénomènes, et les ai rapportées un principe excito-moteur tout à fait distinct de nature *physique*.

4. Je les ai séparées des mouvements volontaires, et les ai rangées dans une autre catégori et je les ai aussi rangées avec un autre ordre mouvements, ceux observés par Haller, etc mouvements directs ou centrifuges.

5. J'ai rectifié une erreur de Haller, etc., j'ai démontré que la puissance qui agit dans l mouvements réflexes, est identique avec ce qui agit dans les actions directes.

6. Enfin, j'ai cherché et j'ai découvert les l de l'action du pouvoir réflexe ou direct, excit moteur dans ces deux ordres de phénomènes

7. J'ai été plus loin, j'ai démontré des *ar* diastaltiques nerveux, par lesquels ce pouvo réflexe agit pour produire ses effets.

8. Tous ces phénomènes d'actions réflexes directes étaient restés stériles et sans applicati quelconque à la physiologie.

9. J'en ai fait l'application; j'ai démontré q *tous* les actes d'ingestion et d'expulsion, rétention, d'exclusion, etc., etc., sont des *ac* réflexes, et se rattachent à ce même princi excito-moteur.

10. J'ai démontré surtout que la *respiration* normale appartient à cette catégorie, que ses nerfs centripètes excitateurs sont au moins triples, qu'ils se *nouent* à la moelle allongée avec des nerfs centrifuges moteurs, tous agents respiratoires.

11. J'ai mis dans la même catégorie la *parturition* dans tous ses rapports avec les organes du système reproducteur et du système général.

12. J'ai fait l'application de tous ces principes à la pathologie, et surtout à l'épilepsie; j'ai fait voir que les accès de l'épilepsie sont toujours des actions directes ou réflexes, donc *excitées*, et non inévitables, et qu'il faut chercher, plus qu'on ne l'a jamais fait, à éviter les causes excitatrices.

13. J'ai prouvé, je crois, que même dans l'épilepsie, avec lésion organique, cette lésion agit seulement en rendant la moelle plus excitable, mais qu'elle n'est pas, le plus souvent, cause excitante immédiate des accès.

14. J'ai posé les principes qui doivent nous guider dans le traitement de l'épilepsie, du tétanos, de l'hydrophobie, etc.

15. Enfin, j'ai cherché les modes d'action des agents chimiques et physiques qui se présen-

tent au médecin, comme remèdes dans ces graves maladies.

Voilà ce que j'ai essayé de faire : je ne puis admettre que les auteurs tant cités, Whytt, Prochaska, Le Gallois, etc. (1), soient entrés dans cette voie; je ne puis admettre que l'illustre Jean Müller doive participer à l'honneur, quel qu'il soit (2), de cette découverte; et d'ailleurs M. Müller lui-même admet, de la manière la plus loyale, que j'en ai la priorité. En effet, mon premier Mémoire a paru avant la publication de M. Müller, dans les *Proceedings* de la Société zoologique de Londres, qui se répandent dans tout le monde scientifique.

16. Je suis le premier à dire que le *nerf pneumogastrique* est par excellence le *nerf excitateur intérieur*.

17. Je suis le premier à dire que la *respiration* normale est toute réflexe ou diastaltique, à annexer au nœud vital de M. Flourens et aux nerfs respirateurs centrifuges moteurs de sir Ch. Bell les nerfs excito-moteurs centripètes.

(1) Voyez page 13.

(2) Voyez *Monthly Journal of Medicine*. Edinburgh, March 1855, p. 233.

18. J'ai fait voir que les mouvements respiratoires dans l'asphyxie sont, pour la plupart, centriques, et que c'est à un commencement d'asphyxie que se rattache le symptôme du besoin de respirer, symptôme pathologique.

19. Le Gallois n'a pas eu l'idée que l'action du pneumogastrique pût être *centripète*, ni que la respiration pût être *diastaltique*, ni que la moelle épinière, qu'il regardait comme le siége du principe de la vie, le fût en vérité comme centre d'arcs diastaltiques et comme lien de nerfs centripètes et nerfs centrifuges. Le Gallois se demande : « Comment se fait-il qu'après la décapitation, les seuls mouvements inspiratoires » soient anéantis, et que les autres subsistent ? » C'est là, à mon sens, un des grands mystères » de la puissance nerveuse, mystère qui sera » dévoilé tôt ou tard, et dont la découverte » jettera la plus vive lumière sur le mécanisme » des fonctions de cette merveilleuse puissance (1). » Ce mystère n'existe plus, je crois, pour qui que ce soit. Il y a un principe qui explique tout cela : c'est le principe des actions *diastaltiques*.

(1) *Op. cit.*, p. 36.

Mais j'ai déjà dit et redit tout cela. Si je le répète encore, c'est pour éviter d'être plus longtemps mal compris.

20. Je finis par une proposition que je fais pour l'honneur de la physiologie : tout le monde trouve cruelles les expériences sur les animaux vivants ; je crois que le plus grand nombre de ces expériences peuvent se faire dans l'anesthésie du *chloroforme*. Lorsque la bénigne influence de cet agent sera passée, l'expérience se trouvera faite.

TABLEAU I.

LE SYSTÈME SPINAL.

I. *Le principe excito-moteur.*

I. Identiques dans :

1. Les faits de Haller.
2. Les faits de Whytt, etc.
3. Les actes physiologiques.
4. Les symptômes pathologiques.
5. Les phénomènes thérapeutiques.

II. Nouvelles lois d'action.

II. *L'anatomie.*

Vraie moelle épinière.

Arcs diastaltiques : { Nerfs centripètes. Centre spinal. Nerfs centrifuges.

1. Généraux dans les expériences.
2. Spéciaux dans les actes physiologiques.

Le nerf pneumogastrique comme :

1. Nerf centripète excitateur de la respiration.
2. Nerf excitateur intérieur par excellence.

III. *La physiologie.*

Système des actes :

1. D'ingestion.
2. D'expulsion.
3. Des orifices.
4. Des sphincters.
5. De la respiration.
6. De la parturition.
7. Des vaisseaux sécréteurs.
8. Des canaux excréteurs, etc.

IV. *La pathologie.*

Classe des maladies convulsives :

1. Centriques.
2. Diastaltiques, et spécialement l'Épilepsie.

V. *La thérapeutique.*

1. Certains agents physiques d'action diastaltique.
2. Certains agents chimiques d'action centrique.

TABLEAU II.

ENCHAÎNEMENT DES PHÉNOMÈNES DES ACCÈS ÉPILEPTIQUES.

I.	II.	III.
Causes excitantes. 1. Centrique. 2. Centripète.	*Modes d'action.* 1. Directe. 2. Diastaltique.	*A travers* La moelle allongée et épinière.
IV.	**V.**	**VI.**
Sur les muscles 1. Du cou (*a*), ou 2. Du larynx (*a*), etc.	*Effets.* 1. Congestion encéphalique par trachélisme. 2. Apoplexie et asphyxie (*b*) par laryngisme spasmodique. 3. Folie.	*Symptômes cérébraux.* 1. Des sens : 1. Aura. 2. Tinnitus, etc. 2. De la conscience : 1. Vertige. 2. Chute, etc. 3. Stupeur, etc.
VII.	**VIII.**	**IX.**
Excitabilité après l'accès. 1. Diminuée d'abord. 2. Augmentée ensuite; d'où 3. Périodicité apparente.	*Symptômes cérébraux plus forts.* 1. Asphyxie. 2. Apoplexie (*b*) par laryngisme paralytique. 3. Mort (*c*) par asphyxie.	*Excitabilité plus tard.* 1. Épuisée avec 2. Grande susceptibilité aux accès. 3. Mort (*c*) par épuisement nerveux.
X.	**XI.**	**XII.**
Symptômes cardiaques. 1. Palpitation. 2. Syncope. 3. Mort (*c*) par syncope.	*Symptômes cérébraux chroniques.* 1. Oubli. 2. Démence. 3. Paralysie ou spasmo-paralysie.	*Accès latents.* 1. Monomanie. 2. Crime inexplicable. 3. Punition injuste (*d*).

(*aa*) Ces deux formes d'épilepsie méritent une grande attention.
(*bb*) Secourues par la trachéotomie, en tant qu'elle est *laryngienne*.
(*ccc*) Ces trois causes de mort réclament une étude nouvelle.
(*d*) Question médico-légale d'un bien touchant intérêt.

TABLEAU III.

L'ÉPILEPSIE ET L'APOPLEXIE INORGANIQUES

SONT PRODUITES PAR DES CAUSES AGISSANT

I. SUR LE SYSTÈME SPINAL. — II. SUR LE SYSTÈME MUSCULAIRE DU COU ET DU LARYNX; d'où ☞ ¶.

MODE D'ACTION.

I. *Causes morales.*
Excitation, colère, peur, sursaut, etc.
II. *Causes physiques.*
Position, efforts, fatigue mentale ou physique.
III. *Causes sanguines.*
Hypérémie, anémie, cachexie, etc.
IV. *Sommeil.*
V. *Irritations :*
1° Dentaire.
2° Gastrique.
3° Intestinale.
4° Utérine :
1. Pendant les règles,
2. Puerpérale.
5° Néphrétique.
VI. *Venus nimia, præsertim solitaria.*

(I à III) — Direct, à travers *

(IV à VI) — Diastaltique ou réflexe, à travers * Les nerfs incidents : Trifacial. Pneumogastrique. Spinaux *.

* Le centre spinal et

MOYENS DE L'ACTION.

Les nerfs réfléchis :
1° Branche descendante du facial.
2° L'hypoglosse.
3° Le spinal.
4° Les spinaux.
(Le pneumogastrique dans le cas de palpitation, de syncope, etc.)

1° Le récurrent.
2° Les intercostaux.
3° Les abdominaux.

ACTION SPASMODIQUE DU :

1° Peaucier.
2° Sterno-mastoïdien, omo-plat-hyoïdien, etc.
3° Trapèze, scalène, etc.
4° Sous-clavière.

1° Les aryténoïdiens.
2° Les intercostaux.
3° Les abdominaux.

TRACHÉLISME, AVEC COMPRESSION DE :

1° La jugulaire externe.
2° La jugulaire interne.
3° La vertébrale.
4° La sous-clavière.
(Stase du sang veineux avec congestion de la tête, obstruction artérielle, etc.).

II. LARYNGISME

1° Incomplet, avec stridor, etc.
2° Complet, avec effort d'expiration, etc.

¶ L'épilepsie inorganique, qui peut se diviser en :

A. EPILEPSIA MITIOR (PETIT MAL), COMPRENANT :

I. L'*épilepsie momentanée*, avec :
1° Trachélisme obscur.
2° Perte momentanée de la mémoire, confusion, vertige, etc.
3° Distorsion des yeux, des traits, des doigts, etc.
4° Flexion du cou, chute, etc.
II. L'*épilepsie trachélienne :*
1° Aura, trouble de la vision, de l'ouïe, de l'olfaction, etc.
2° Trachélisme manifeste, torticolis, fixité de la tête, du thorax, etc.
3° Aura spasmodique.
4° Stridor, cri, dyspnée laryngienne, etc.
5° Langue, lèvre, joue mordue.
6° Écume, râles, etc.
7° Visage pourpré.
8° Stupeur.
9° Chute violente.

B. EPILEPSIA GRAVIOR (GRAND MAL), COMPRENANT :

I. L'*épilepsie laryngienne.*
1° Laryngisme spasmodique, avec
2° Difficulté dans l'expiration.
3° Convulsion donnant lieu au
4° Laryngisme paralytique.
1. Coma.
2. Stertor, avec
3. Coma augmenté.
4. Asphyxie laryngienne.
5. Mort.
II. L'*épilepsie syncopale*, avec :
1° Pâleur.
2° Syncope.
3° Mort soudaine.

¶ ou L'apoplexie inorganique, qui peut se diviser en :

A. APOPLEXIA MINOR.

I. *Apoplexie momentanée*, avec :
1° Vertige, confusion.
2° Paralysie de la parole, des doigts, du côté, etc.
II. L'*apoplexie trachélienne*, avec :
1° Trachélisme.
2° Rougeur du visage.
3° Tuméfaction de la face et du cou.
4° Vertige.
5° Stupeur et coma.
6° Chute.
7° Paralysie paroxysmale.

B. APOPLEXIE GRAVIOR, OU

I. L'*apoplexie laryngienne.*
1° Laryngisme paralytique, avec
2° Stertor produit par la compression
3° De la moelle allongée et, partant,
4° Du pneumogastrique, et surtout
1. Des récurrents, avec
5° Coma augmenté.
2. Des pharyngiens, avec dysphagie.
3. Des nerfs bronchiaux, avec râles.
4. Des nerfs cardiaques.
5. Des nerfs gastriques, avec les troubles qui s'y rapportent.
6° Asphyxie bronchique.

Tous ces symptômes, excepté le paragraphe II, sont secourus par la trachéotomie, dont le but unique est de s'opposer au laryngisme et à ses effets désastreux.

Excitabilité spinale augmentée.

Le traitement doit être également exempt d'empirisme dans les deux cas.

Il consiste :
1° A supprimer les causes excitantes.
2° A prescrire une diète sévère.
3° Et l'usage :
1. Des alcalins,
2. Des émétiques légers.
3. Des apéritifs légers.
4° A faire coucher le malade dans une attitude telle que le tronc et la tête fassent avec le plan du lit un angle de 50 degrés.
5° A supprimer l'excitabilité de force par l'exercice.
6° A supprimer la surexcitabilité de faiblesse par la strychnine.
7° A modifier les effets ultérieurs de la maladie par les mercuriaux.
8° A agir sur la santé générale par l'inspiration d'un air pur, par des bains, etc.
Enfin le traitement doit avoir pour base un bon diagnostic.
9° Comment admettre comme spécifiques, l'or, l'argent, [illegible]

APPENDICE.

Observations de laryngisme *épileptique et apoplectique, traité par la trachéotomie.*

Douze cas de laryngisme épileptique et apoplectique ont été traités par la trachéotomie. Dans les huit cas dont je donne ici la description, je reproduis les paroles mêmes des médecins qui les ont observés, sans remarque ou addition quelconques ; seulement je me permettrai un mot de préface et de conclusion.

Ainsi, je n'ai pas du tout proposé de faire l'opération de la trachéotomie pour *guérir* l'épilepsie.

Mais il arrive *deux* cas, dans le cours de cette maladie effroyable, dans lesquels je crois que la trachéotomie peut être d'un grand secours :

Le premier est celui où le malade est jeune encore, et où la maladie n'est pas encore invétérée ; il y a alors dans les accès un laryngisme spasmodique, ou constriction du larynx bien prononcée, avec efforts violents d'*expiration*, gonflement du cou, de la figure, des yeux, et congestion encéphalique comme *effets* ; la mémoire et l'intelligence commencent à être menacées.

Qui ne s'aperçoit pas que la trachéotomie peut, dans ce cas, apporter un secours des plus précieux, et qu'elle peut sauver l'intelligence et donner le temps pour le traitement? Cela est, en effet, arrivé.

Le deuxième cas est celui où, après des accès très forts et très répétés, le malade tombe dans un état d'apoplexie simple ou de congestion cérébrale, avec stertor, asphyxie (laryngisme paralytique) et danger pour la vie.

La trachéotomie prévient cette asphyxie, d'abord toute laryngienne, et a sauvé la vie à plusieurs malades. Seulement il faut avertir que si l'opération est faite trop tard, le malade, secouru d'un premier danger (l'asphyxie laryngienne), peut succomber à un second, c'est-à-dire à une asphyxie bronchiale. Ces deux événements sont aussi arrivés.

Ces formes d'asphyxie dépendent de la paralysie du nerf pneumogastrique : c'est l'asphyxie laryngienne lorsque le rameau récurrent est paralysé ; c'est l'asphyxie bronchiale, lorsque, après que le malade est secouru du premier danger par la trachéotomie, ce sont les rameaux bronchiaux qui restent paralysés, d'où des accumulations de mucus dans les bronches, asphyxie bronchiale et mort.

Telles sont les deux circonstances dans lesquelles la trachéotomie peut, je crois, être d'un grand secours pour conserver l'intelligence et sauver la vie.

Je n'ai pas besoin de dire que dans les cas invétérés, organiques d'origine ou dans leur progrès, ce n'est que dans des circonstances toutes particulières qu'on peut songer à la trachéotomie. Il faut qu'il y ait de l'espoir.

Il faut aussi que le diagnostic du laryngisme et de ses effets soit bien établi.

Il faut, enfin, que l'ouverture de la trachée-artère soit bien ample, bien maintenue; ce qui est bien loin d'être toujours arrivé.

Observation de M. Cane, d'Uxbridge.

Le 1er février 1851, j'ai été appelé en toute hâte auprès de A. B..., batelier, âgé de vingt-quatre ans. J'ai trouvé le malade en proie aux convulsions, ayant la figure bouffie et livide, les conjonctives remplies de sang extravasé, les extrémités froides, le pouls imperceptible, les battements du cœur faibles ; la respiration était tellement imparfaite, qu'il était aisé de reconnaître que toute la masse du sang avait les caractères du sang veineux ; les muscles peaucier et sterno-mastoïdien étaient vigoureusement contractés, surtout du côté droit, tirant le menton, qui était agité de spasmes continuels jusqu'auprès de l'épaule gauche ; l'inspiration ne se faisait que par secousses imparfaites et rares. Les veines de la tête et du cou étaient visibles partout et considérablement distendues.

Persuadé que le malade était sur le point d'expirer, et que la source du mal dérivait de l'occlusion du larynx, je me décidai à ouvrir la trachée, opération délicate dans ce cas, si l'on considère combien le cou était tourné du côté gauche, combien les vaisseaux étaient engorgés, et les muscles contractés. Cependant je n'hésitai pas à déclarer que l'opération était inévitable.

Le premier effet de l'action de l'air dans la poitrine fut la cessation du spasme. Je pus immédiatement remettre la tête droite, et bientôt la turgescence de la face disparut. La figure, de violette qu'elle était, devint rouge et ensuite pâle, en même temps que le pouls reprit de l'énergie.

A ma visite du lendemain, je trouvai le pouls à 90 ; le malade était dans un état satisfaisant : j'ai mis le doigt sur l'orifice de la canule, et le malade m'a dit qu'il était sujet à ces attaques d'épilepsie depuis sept ou huit ans, et que ces attaques avaient augmenté progressivement en fréquence et en violence.

Le mieux ne se démentit pas depuis le premier jour jusqu'au 15 février, époque à laquelle le malade partit avec son bateau; aucun accès n'était encore survenu le 17 mai de la même année, c'est-à-dire pendant trois mois.

M. Cane écrit le 15 octobre qu'il a vu ce malade, qui n'avait pas eu la moindre attaque d'épilepsie; il portait toujours sa canule.

Observation de M. Mackarsie, de Clay-Cross (Chesterfield).

Robert W..., âgé de quarante ans, était épileptique depuis vingt ans. Dans les deux ou trois dernières années, le mal empira; les attaques revinrent chaque jour, et l'intelligence s'affaiblit notablement. Au commencement de ces attaques, des signes non équivoques de laryngisme (occlusion du larynx) furent observés et entendus; le malade est violemment jeté à terre, et est pris de convulsions qui durent quelques heures; mais aussitôt que la *respiration* devient *libre*, l'attaque cesse, laissant le malade dans un état comateux pendant quelques heures : la figure reste en général livide. Je l'ai engagé à se soumettre à l'opération de la trachéotomie, qui devait seule, selon moi, lui procurer un grand soulagement. L'opération eut lieu le 24 août 1852.

Jusqu'au 30 septembre, aucune attaque n'était survenue.

Ce que je dois surtout faire remarquer dans cette observation, c'est que le malade eut quelques symptômes, ou mieux encore quelques nuances de symptômes d'apoplexie qui n'ont duré que quelques secondes. Je suis persuadé, pour mon compte, que si la trachée n'était pas restée ouverte, les attaques auraient reparu aussi graves qu'avant l'opération.

Les facultés intellectuelles ont fait de notables progrès, et il n'est pas douteux que le malade pourra, dans un temps donné, reprendre ses occupations.

M. Mackarsie écrit le 20 septembre 1854, deux ans après l'opération :

« Comme je l'ai déjà dit, les attaques de notre malade n'existaient toujours qu'à l'état de menaces; son intelligence s'était rétablie, et le teint épileptique avait disparu, lorsque par négligence ou mauvais vouloir de sa femme, la canule est sortie de l'ouverture trachéale, qui ne tarda pas à se cicatriser : les attaques se reproduisirent comme avant l'ouverture de la trachée, et l'état général du malade empira à tel point, qu'il fallut le transporter dans un asile, où il est mort à la suite d'attaques d'une fréquence et d'une gravité extrêmes. »

Observation de M. John Niell, de Philadelphie, chirurgien de l'hôpital de Pensylvanie (États-Unis).

John B..., âgé de trente-neuf ans, eut sa première attaque à l'âge de vingt ans (son frère est mort d'épilepsie). La fréquence des attaques augmenta graduellement, et, depuis un an, il n'a pu vaquer à ses affaires. Ses facultés intellectuelles baissèrent à tel point qu'il ne reconnaissait pas son chemin pour rentrer chez lui, et qu'il prenait souvent la maison de ses voisins pour la sienne. Sa mère et sa femme me dirent que, pendant ces six derniers mois, les attaques revinrent au moins tous les deux jours, et quelquefois même se reproduisirent quinze à quarante fois dans la même journée. Son médecin m'apprend que la première fois qu'il a été appelé auprès du malade, il y avait congestion énorme de la face et du cou, lividité complète des téguments, symptômes qui ne firent qu'augmenter aux attaques suivantes, et s'accompagnèrent d'une difficulté de respirer assez forte pour rendre l'asphyxie imminente. Le malade lui-même disait qu'immédiatement avant ses attaques il éprouvait une sensation de constriction évidente dans le trajet du larynx, et ses parents et amis m'assurèrent que la gravité de ses attaques était toujours en raison directe de la difficulté de respirer.

La trachéotomie fut pratiquée le 11 mars dernier.

Rien de semblable à une attaque ne survint jusqu'au treizième jour, époque à laquelle survint une menace d'attaque, attribuée au déplacement complet de la canule opéré par le malade.

Environ quinze jours après, le malade fut menacé d'une attaque dont il eut conscience ; il en parla à sa mère, qui se hâta de retirer un bouchon de liége que le malade avait mis pour empêcher un sifflement produit par les mouvements respiratoires. Aussitôt les symptômes d'épilepsie ont disparu.

Le malade pensa à reprendre ses affaires ; il put marcher dans les rues avec confiance ; il se sentait une force d'intelligence qu'il n'avait pas eue depuis longtemps.

Malheureusement pour lui, il fut pris, dans la soirée du 2 mai, des symptômes d'une nouvelle attaque. Son médecin, appelé immédiatement, enleva la canule, et la replaça aussitôt après l'avoir nettoyée. Le malade éprouva un soulagement immédiat, mais non complet. Au milieu de la nuit, il eut une nouvelle attaque d'une extrême violence, et mourut subitement. Il y a lieu de penser que la canule était tombée, et que la mort avait eu lieu avant qu'elle fût replacée.

Malgré cet insuccès, je déclare que, dans un cas semblable, je n'hésiterais pas à avoir recours à la même opération.

Pour moi, la circonstance qu'il y a eu menace d'accès et avortement des symptômes est plus probante que si le malade n'avait éprouvé aucun symptôme.

Observation de M. W. B. Herrick, de Chicago, chirurgien de l'hôpital de la marine (États-Unis).

Charles C..., Irlandais, âgé de quarante ans, admis à l'hôpital le 9 janvier 1853, fut pris, à trois heures du soir, de convulsions épileptiques violentes, convulsions qui se renouvelèrent à un intervalle d'une à deux heures, et qui ne firent que devenir plus graves sous l'influence du chloroforme et des autres moyens employés en pareil cas. A neuf heures du soir, les convulsions se reproduisirent pendant vingt à trente minutes ; la figure et les lèvres se gonflèrent et devinrent livides ; le pouls faiblit ; la respiration, que gênait la présence du mucus dans les voies aériennes, devint lente et stertoreuse ; les veines de la figure et du cou se distendirent.

Ces symptômes étaient assez graves pour motiver l'opinion que le malade ne pourrait survivre une heure ; il fut donc décidé que l'on procéderait à la trachéotomie.

L'opération eut pour résultat de faire sortir par la canule une quantité considérable d'un mucus visqueux et tenace ; un soulagement immédiat et très marqué s'ensuivit : la respiration devint plus naturelle, le pouls plus fort, l'aspect de la face moins livide.

Le lendemain et le surlendemain, le malade n'eut en tout que quatre convulsions, qui furent infiniment moins graves et moins longues que celles qui avaient précédé l'opération.

Dans la soirée du 11, les symptômes de congestion pulmonaire, déterminés par les convulsions qui avaient précédé l'opération, et qui avaient persisté, s'aggravèrent subitement, et finirent par acquérir une telle gravité, que le malade mourut suffoqué à quatre heures, le lendemain.

Mon opinion est que l'opération a complétement enrayé la marche des convulsions, et que si l'opération avait été faite plus tôt, le malade aurait guéri.

Observations du docteur J.-C. Bucknill, médecin du Devon county, lunatic asylum.

M. G..., célibataire, âgée de vingt-deux ans, entrée à l'asile le 21 avril 1852, est faible d'intelligence et sujette depuis plusieurs années à de fréquentes et violentes attaques d'épilepsie, avec des intervalles d'une ou de deux semaines : les convulsions des membres n'étaient pas très fortes, mais la respiration était complétement interrompue; la figure prenait une teinte violacée, livide, le coma était profond et durait longtemps.

En novembre dernier, l'excitation maniaque fut extrême (la malade voulut se détruire), et plus forte que celle d'aucune des malades traitées dans l'établissement. Son état continuant à s'aggraver, nous ne vîmes de chances de salut pour elle qu'en lui pratiquant la trachéotomie.

L'opération fut faite le 2 mai dernier (1853). Pendant la nuit la malade eut une attaque grave, l'ouverture ayant été bouchée par un tampon de charpie, dans le dessein d'empêcher le suintement.

Le 6 mai, deux accès légers, qui ne déterminent pas la même lividité de la face, ni de l'écume à la bouche. Depuis son entrée *elle n'avait pas eu un accès léger.*

Le 7 et le 8, elle eut trois attaques graves ; l'ouverture de la trachée avait été bouchée par du mucus. Ce mucus fut enlevé, et l'attaque suivante fut légère. (La malade n'ayant pas voulu supporter la canule, on fut obligé d'enlever une portion circulaire de la trachée pour ne pas perdre le bénéfice de l'opération.)

Ces accès, tantôt graves, tantôt légers, se sont reproduits deux fois dans les mêmes circonstances ; mais en général, depuis l'opération, l'humeur et la conduite de la malade ont éprouvé une modification avantageuse ; son état général s'est amélioré. L'impartialité me fait déclarer que, pendant les quatre mois qui suivirent, les attaques furent de 50 pour 100 moins fréquentes, et de 70 pour 100 moins graves qu'avant l'opération.

Cette malade a succombé depuis cette époque à la phthisie pulmonaire.

C. C..., célibataire, âgée de trente-cinq ans, admise à l'asile le 2 février 1848, est sujette à des attaques d'épilepsie depuis sept ans. Ces attaques étaient violentes, les mouvements convulsifs n'atteignaient pas tout le corps, mais la respiration était complétement suspendue; sa face devenait tout à fait livide, et lorsque l'attaque cessait, la bouche était couverte d'écume.

Le 20 juin, la trachéotomie fut pratiquée. La malade eut depuis cette époque sept accès, dont le caractère était entièrement changé; il n'y avait plus ni lividité de la face, ni la plus légère trace d'écume à la bouche; les accès ne pouvaient plus se reconnaître qu'à quelques mouvements convulsifs des yeux, des bras et des muscles de la face. La malade ne perdait connaissance que pendant quelques secondes, et ne restait dans un état de stupeur légère que pendant une demi-heure; elle n'est pas seulement tranquille, mais encore gaie et reconnaissante de ce qu'on a fait pour elle.

Pendant neuf mois environ ce changement merveilleux ne se démentit pas; mais alors, après une altercation qu'eut la malade avec sa sœur, au sujet du testament de sa mère, il survint d'abord des accès d'hystérie, et, dans la nuit suivante, des convulsions épileptiques d'une gravité extrême, qui se renouvelèrent toutes les dix minutes pendant seize heures, époque à laquelle elle mourut sans la moindre apparence de coma.

Observation du docteur Charles Edwards, de Cheltenham.

Dimanche soir, à neuf heures, M. Graves, négociant, fut pris d'attaques répétées d'épilepsie; je l'ai visité à onze heures du soir : le laryngisme était effrayant.

Après avoir essayé tout ce qui se fait en pareil cas, je

fus d'avis, ainsi que le docteur Allendyce, appelé en consultation, de pratiquer la trachéotomie.

Les effets de l'opération furent immédiats, évidents, *axiomatiques*. Le docteur Allendyce a déclaré que, dans son opinion, le cas était désespéré.

Le malade a porté la canule pendant quatre à cinq semaines : tant que cette canule fut perméable à l'air, il ne survint aucun accès grave ; nous n'en pûmes constater que de très légers, d'abortifs, assez insignifiants pour que le malade ne s'en aperçût que pendant un moment, et se dît parfaitement bien.

L'ouverture de la trachée fut fermée par la volonté du malade, et je fus appelé six mois après pour assister à sa mort : il venait d'être frappé d'attaque d'épilepsie, suivie de coma.

Observation du docteur Williams, de Wrexham (pays de Galles).

ÉCLAMPSIE PUERPÉRALE.

Madame G..., âgée de vingt-neuf ans, enceinte de neuf mois, fut prise des douleurs de l'accouchement le 7 mars 1854 ; l'examen qui fut fait à neuf heures du matin fut la cause première d'une convulsion qui survint brusquement, persista très grave pendant une heure entière, avec lividité et distorsion de la face, gonflement des veines de la tête et du cou, battements violents des carotides, tous symptômes qui annonçaient l'imminence de l'asphyxie. Une saignée des deux bras fut pratiquée sans succès, et je crus devoir hâter le moment de la délivrance en ayant recours à la céphalotripsie. En effet, cette indication était à peine remplie que la malade devint calme pendant une heure ; mais alors survint une nouvelle convulsion violente. La veine fut de nouveau ouverte au bras et à la jugulaire, dont le volume égalait celui de mon doigt ; une grande quantité de sang fut retirée. Les convulsions persistèrent, et donnèrent lieu à une suffocation effrayante, avec lividité des lèvres et turgescence de la face telles que je n'en avais jamais vu.

Il était impossible de ne pas reconnaître là une occlusion spasmodique de la glotte, une constriction du larynx résultant de la contraction de ses muscles, et l'interruption de la circulation venant du cerveau, tous symptômes qui présageaient la fin prochaine de la malade ; je me décidai donc à ouvrir la trachée.

Une quantité considérable de mucus s'échappa avec force dès que l'ouverture fut faite ; la respiration se rétablit au travers de la canule, et une amélioration bien sensible survint dans la santé de la malade.

La figure perdit sa lividité, qui ne reparut point ; ses traits redevinrent naturels ; les veines de la tête et du cou se dégonflèrent et restèrent dégonflées. Les convulsions cependant ne cessèrent pas, mais elles furent moins *fréquentes et moins violentes*. M. Lewis, appelé en consultation, exprima en termes chauds sa satisfaction sur le résultat de l'opération, et conseilla une nouvelle saignée, et comme la jugulaire n'était plus gonflée, on ouvrit une des veines du bras avec grand avantage. Les convulsions ne cessèrent pas jusqu'à une heure du matin ; le coma survint, la déglutition s'embarrassa, et la vie parut s'éteindre. Le lendemain, à onze heures du matin, la malade expira pendant qu'on la soulevait dans son lit.

En résumé, l'amélioration survenue dans la lividité et la tuméfaction de la face et du cou fut si remarquable, et m'a laissé une impression si favorable, que je ne puis ne pas accorder une utilité incontestable à la trachéotomie dans des cas de ce genre.

Il serait difficile, je crois, de rencontrer des cas plus encourageants pour une nouvelle méthode de traiter des maladies aussi graves.

Les accès ont été changés, de haut mal qu'ils étaient, en petit mal; l'intelligence, déjà affaiblie, a été restituée; la vie a été sauvée.

En présentant ces observations, je me suis gardé d'ajouter un mot aux descriptions de leurs auteurs.

Je me permets seulement de dire, en terminant :

1° Que la *trachéotomie* a notablement diminué la force des attaques, a converti, pour ainsi dire, le haut mal en petit mal;

2° Qu'elle a *arrêté* le cours de *la perte de l'intelligence*, et a même *ramené* le malade *de la démence* à l'intelligence;

3° Qu'elle s'est interposée pour *empêcher la mort*.

FIN.

TABLE DES MATIÈRES.

FIN DE LA TABLE DES MATIÈRES.

www.ingramcontent.com/pod-product-compliance
Ingram Content Group UK Ltd.
Pitfield, Milton Keynes, MK11 3LW, UK
UKHW020114200726
13856UKWH00002B/535

9 782011 77943